당뇨약 끊기
3개월 프로그램

당뇨약 끊기 3개월 프로그램

펴낸날 초판 1쇄 2014년 11월 25일 | 초판 23쇄 2025년 2월 28일

지은이 신동진

펴낸이 임호준
출판 팀장 정영주
편집 김은정 조유진 김경애 박은애
디자인 김지혜 | **마케팅** 길보민 정서진
경영지원 박석호 신혜지 유태호 최단비

표지 사진 김범경 | **내지 일러스트** 조영주
인쇄 (주)웰컴피앤피

펴낸곳 비타북스 | **발행처** (주)헬스조선 | **출판등록** 제2-4324호 2006년 1월 12일
주소 서울특별시 중구 세종대로 21길 30 | **전화** (02) 724-7664 | **팩스** (02) 722-9339
인스타그램 @vitabooks_official | **포스트** post.naver.com/vita_books | **블로그** blog.naver.com/vita_books

© 신동진, 2014

이 책은 저작권법에 따라 보호를 받는 저작물이므로 무단 전재와 무단 복제를 금지하며,
이 책 내용의 전부 또는 일부를 이용하려면 반드시 저작권자와 (주)헬스조선의 서면 동의를 받아야 합니다.
책값은 뒤표지에 있습니다. 잘못된 책은 서점에서 바꾸어 드립니다.

ISBN 979-11-85020-60-0 13510

비타북스는 독자 여러분의 책에 대한 아이디어와 원고 투고를 기다리고 있습니다.
책 출간을 원하시는 분은 이메일 vbook@chosun.com으로 간단한 개요와 취지, 연락처 등을 보내주세요.

비타북스는 건강한 몸과 아름다운 삶을 생각하는 (주)헬스조선의 출판 브랜드입니다.

당뇨약 끊기 3개월 프로그램

신동진 지음

당뇨병 이긴 한의사
신동진의 혈당 관리 비결

비타북스

프롤로그

당뇨약을 믿지 마세요!
음식 때문에 생긴 병은 약으로 못 고칩니다

'당뇨약 끊기 3개월 프로그램'이라고 하면 어떤 분은 이렇게 묻습니다.

"당뇨약만 먹으면 혈당이 괜찮게 유지되는데 왜 힘들게 약을 끊어야 하나요?"

여러분이 당뇨병 환자라면 이미 양약을 복용하고 있을 겁니다. 먹어보니 양약의 효과가 어떻던가요? 놀랍지 않던가요? 200, 300 하던 혈당 수치가 양약 몇 번만 먹으면 적정 혈당으로 떨어지는 경우가 많습니다.

그런데 양약의 문제는 이렇게 효과가 좋다는 데 있습니다. '효과 좋은 게 문제'라니, 좀 이상하지요? 이 말은 양약의 효과가 좋다 보니 앞으로 다가올 수 있는 각종 위험을 잊게 된다는 뜻입니다.

여러분이 그렇게 믿는 약이지만, 당뇨약을 먹는 환자의 15~30%는 훗날 췌장이 망가져 결국 인슐린 주사를 맞게 됩니다. 당뇨약이 당뇨합병증을 예방해주는 것도 아닙니다. 약을 먹어서 정상 혈당은 유지될지 몰라도 만성피로와 성기능 감퇴 등은 해결되지 않습니다.

그럼, 당뇨약 없이 혈당을 조절할 수 있는 방법이 있다면 여러분은 어떻게 하시겠습니까? 할 수만 있다면 양약을 끊고 싶지 않습니까? 그런데 그런 방법이 존재하냐고요? 예, 분명 존재합니다.

"왜 당뇨병에 걸렸을까?"

저는 2009년에 당뇨병 진단을 받은 후 이 한 가지 물음에 매달렸습니다. 제 삶을 수없이 되돌아봤고, 당뇨병에 대해 밤낮을 가리지 않고 연구했습니다. 당뇨병에 관한 수많은 양·한방의서와 건강서를 탐독하고, 혈당을 좌우하는 요인을 알아내기 위해 하루에도 열두 번씩 손가락에 바늘을 찔렀습니다. 그리고 그 결과, 저는 '당뇨병은 내 스스로 자초한 일'이라는 결론에 도달했습니다. 내가 이제껏 먹어왔던 음식이 당뇨병을 유발한 결정적 원인이라는 것을 음식 섭취에 따라 변하는 혈당을 보면서 알게 되었습니다.

당뇨병에 좋은 음식이 따로 있는 것이 아니라 '내게 좋은 당뇨병

음식이 있을 뿐'이라는 사실도 알았습니다. 현미채식은 혈당을 떨어뜨리는 데 도움이 되는 식단으로 알려져 있지만 저는 현미채식을 해도 혈당이 크게 안정되지 않았습니다. 또 당뇨환자는 육식을 피해야 한다고 알고 있었지만 저는 육식을 해야 혈당이 안정됐습니다. 스스로 실험대에 올라서 수년간 혈당을 재면서 그 사실을 확인했습니다.

그렇다면 저는 지금 어떻게 살고 있을까요? 저는 지금 오로지 음식과 건강한 생활습관만으로 당화혈색소 수치 5%대의 정상 혈당을 유지하고 있습니다.

여러분도 저처럼 살 수 있습니다. 제가 그렇게 되도록 도와드릴 것입니다. 수많은 실험과 경험으로 당뇨병을 극복했기에 어떻게 이겨내야 하는지 잘 알고 있습니다. 세상에 단 하나뿐인 '내 몸에 맞게 당뇨를 다스리는 방법'을 알려드리겠습니다.

하지만 그 전에 먼저 여러분께 당부하고 싶은 것이 있습니다. 약 없이 혈당을 관리하며 건강하게 살고 싶다면, 당뇨병을 대하는 마음가짐부터 바꿔야 합니다. 당뇨라고 처음 진단을 받았을 때, 여러분은 어떠셨나요? 하늘이 무너지는 느낌을 받았을 것입니다. 저 역시 그랬습니다. 왜 나에게 이런 병이 생겼는지 이해할 수 없었고 받아들이기 힘들었습니다. 저뿐만 아니라 제 가족 모두 그런 아픔을 겪었습니다. 여러분이 지금부터 기억해야 할 것은 바로 그때의 그 암담함과 절박함입니다. 그 절실했던 마음을 보물처럼 품고, 어떤 일에도 흔들림 없이 제가 알려드리는 방법대로 따라오셔야 합니다.

당뇨에 완치는 없습니다. 당뇨는 완치하는 것이 아니라 다스리는 것입니다. 의사나 당뇨약이 여러분의 혈당을 평생 조절해줄 수 없습니다. 스스로 혈당을 다스리는 방법을 배워야 합니다. 그것이야말로 가장 진실하고 강력한 치료법입니다.

두려워하지 마세요. 제가 해냈듯이 여러분도 해낼 수 있습니다. 혼자서는 힘겨울지도 모를 그 길에 이 책이 동반자가 되어드릴 것입니다.

모든 당뇨환자들이 당뇨약으로부터 자유로워질 수 있기를 간절히 기원합니다.

2014년 11월
신동진

CONTENTS

프롤로그 당뇨약을 믿지 마세요!
음식 때문에 생긴 병은 약으로 못 고칩니다 04

1
나는 당뇨병을 이긴 한의사입니다

"당뇨병입니다! 입원치료 하세요!" 15
당뇨약의 대안을 찾아 한의학적 연구를 시작하다 19
당뇨에 좋다는 것을 먹어도 왜 혈당이 요동칠까? 22
채식이 아닌 육식이 혈당을 떨어뜨린다? 25
당뇨병 치료의 비밀 29
마침내 음식에서 해답을 찾다 34
당뇨음식은 맛있다 37
치료의 열쇠는 나에게 있다 41

2 당뇨약 끊고 혈당 잡을 수 있습니다

당뇨약은 치료제가 아니다 47
당뇨약은 효과가 너무 좋다는 게 문제 56
누구도 당뇨합병증의 위험으로부터 안전하지 않다 60
3개월이면 당뇨약을 끊을 수 있다 65
무엇을 먹었는지 아는 것이 치료의 시작! 71
진정 당뇨 인생을 바꾸고 싶다면 75

3 음식에 중독된 몸을 되돌려야 합니다

당뇨의 가장 큰 원인은 '음식중독' 81
한국인의 대표적인 음식중독의 두 가지 유형 84
나는 어떤 유형의 음식중독일까? 87
반대 음식으로 몸의 균형을 되찾자 92
해독과 혈당 조절에 좋은 10가지 음식 95
불안정한 혈당은 해당주스로 잡는다 107

4 당뇨에 좋은 음식은 사람마다 다릅니다

좋고 나쁘고의 기준은 어디까지나 '나' 자신! 119
음식테스트로 내게 맞는 음식을 찾는 법 124
나만의 음식 목록을 만들어라 132
믿을 수 있는 것은 혈당 수치뿐 134

5 3개월 동안은 꼭 이렇게 해야 합니다

절박함이 없다면 차라리 시작하지 마라 139
내 체질에 안 맞는 음식 끊기 142
지금까지 안 먹던 음식 먹기 149
3개월 당뇨식이는 '해당식단'으로 155
매일 혈당 확인하기 165
그래도 혈당이 떨어지지 않는다면 168
매일 식사일기를 쓰자 172
부득이하게 외식을 해야 한다면 175
조금씩 천천히 먹기 180
유산소운동과 근육운동 하기 183
첫 한 달은 저혈당에 대비한다 193
안전하게 당뇨약 끊기 197
당뇨약 끊기 3개월 프로그램 10계명 202

💡 알아봅시다!

당뇨약, 이제는 알고 먹자! 51 · 해당주스 만드는 법 112 · 안 먹던 음식 맛있게 먹는 노하우 153
밥상닥터 신동진의 당뇨요리 베스트 6 161 · 당뇨합병증을 예방하는 3가지 운동 188

6 당뇨는 평생 함께할 친구입니다

혈당 수치보다 더 놀라운 몸의 변화 207
당뇨는 언제든 다시 재발할 수 있다 211
서서히 일반식으로 전환하기 213
음식테스트를 습관화하자 218
혈당과 체중은 당뇨 관리의 기본 222
당뇨환자에게 소식은 필수 225
술, 담배, 스트레스는 당뇨의 적 228
당뇨식을 맛있게 먹는 7가지 비결 232
건강한 식습관을 물려줄 수 있다 237
'변화와 자극'이야말로 진짜 건강의 비밀 240

7 나는 이렇게 당뇨약을 끊었습니다

3개월 만에 정상이 되다니! 245
첫 2주가 지나자 모든 것이 편안해졌습니다 248
떨어지는 당 수치를 보며 삶의 희망을 느꼈어요 251
당뇨병을 전화위복의 기회로 삼았습니다 254
스스로 이겨냈다는 자신감이 가장 큰 성과입니다 258
당뇨는 실천하는 만큼 좋아집니다 261
중독음식만 끊었는데도 혈당이 뚝 떨어지다니 264
예전과는 전혀 다른 몸이 되었어요 268

부록 음식테스트 & 식사일기 노트 271

1

음식에서 해답을 찾다

나는 당뇨병을 이긴 한의사입니다

저는 당뇨병 환자였습니다.
그리고 그 당뇨병을 이긴 한의사이기도 합니다.
당뇨병에 걸린 후 직접 제 몸에 실험하며
혈당을 안정적으로 유지하는 방법을 찾아냈습니다.
더불어 그 방법으로 많은 당뇨환자들이
양약을 끊을 수 있도록 도와드렸지요.
여러분도 약 없이 당뇨를 다스리며 살 수 있습니다.
제가 그렇게 해드리겠습니다.

"당뇨병입니다.
입원치료 하세요!"

2009년 9월이었습니다. 어느 날부터 몸이 좀 무겁고 피곤한 느낌이 들었습니다. 몇 년 주기로 체중이 3~4kg 정도 올랐다 내렸다 하는지라, 이번에도 살이 좀 쪄서 그런가 싶어 별다른 걱정은 하지 않았습니다. 그저 '운동을 좀 해야겠다'고 생각했지요.

매일같이 새벽에 일어나 운동을 한 지 4주쯤 됐을까요. 도대체 내 몸은 언제쯤 가볍고 상쾌해질까 궁금해지기 시작했습니다. 아무리 운동을 해도 피로는 풀리지 않았고, 관절은 관절대로 뻣뻣

했거든요. 아침에 일어나면 손가락을 일일이 하나씩 펴주어야 움직일 수 있을 정도로 손목 힘줄도 뻣뻣하게 굳어 있었습니다.

사실 그때는 이런 증상들조차 열심히 운동한 덕에 생긴 '자랑스러운' 결과라고 생각했습니다. 몸이 아플 정도로 운동을 한 제 자신이 대견하기만 했고, 그렇게 몇 달을 또 보냈습니다. 힘 좀 나라고 보약도 먹어가면서요.

그러던 어느 날, 제가 시도 때도 없이 물을 벌컥벌컥 마시고 있다는 사실을 깨달았습니다.

'아, 몸에 이상이 생겼구나.'

지난 몇 주간의 모습을 가만히 떠올렸습니다. 예전 같으면 근무 중에 한 번 갈까 말까 했던 화장실을 4~5번씩 왔다 갔다 했고, 하루에도 몇 번이나 찬물을 3~4잔씩 마시고 있었습니다. 빈뇨와 갈증, 전형적인 당뇨병 증세였습니다.

몸의 변화가 이렇게 뚜렷한데, 한의사인 나는 의심조차 못 하고 있었다니…. 덜컥 겁이 나서 대기실에 있던 체중계에 올라섰습니다. 평소보다 무려 5kg이 빠져 있더군요. 벨트 구멍이 줄어든 것은 운동 효과라고만 생각했는데, 살이 이렇게 갑자기 많이 빠진 줄은 몰랐습니다.

당장 한의원 앞에 있는 내과 선생님께 찾아갔습니다. 제 이야기를 묵묵히 듣더니 혈당을 재어주시더군요. 결과는 379mg/dL! 충격적인 수치였습니다.

"신 원장, 혹시 모르니 큰 병원에 가서 췌장 CT를 찍어보게. 당뇨병은 맞는 것 같은데, 최악의 경우 췌장암일 수도 있으니까…. 암이 아니라면 걱정할 필요는 없네."

하늘이 무너지는 듯했습니다. 아내와 아이들의 모습도 눈에 아른거렸습니다. 예상은 했지만 막상 당뇨병이라는 진단을 받으니 그야말로 청천벽력 같더군요.

떨리는 마음을 다잡고, 췌장암 여부부터 확인해야겠다고 생각했습니다. 서둘러 가까운 대학병원으로 가서 검사를 받았지요. 다행히 암은 아니었습니다. 하지만 당화혈색소 수치가 10.9%였습니다. 정상 수치가 4~6%이니, 분명 심각한 상태였습니다.

담당 의사는 3~4일 입원해서 인슐린 주사로 혈당을 떨어뜨린 뒤에 퇴원하는 게 좋겠다고 하더군요. 그러나 한의사의 자존심 때문이었는지, 며칠 생각해보겠다고 하고 발길을 돌렸습니다. 당뇨환자를 위한 식이요법과 운동요법 교육만 받고 일단 돌아가자 싶었지요. 그런데 그 교육 내용이 한의사인 제가 듣기에도 좀 어려웠습니다. '어르신들은 이해하기 어렵겠구나'라고 생각했던 기억이 납니다.

그렇게 긴 하루를 끝내고 집으로 향하는 제 손에는 3개월 후로 잡힌 진료예약증과 한 아름의 당뇨약이 들려 있었습니다.

TIP 정상 혈당 수치와 당화혈색소 수치

8시간 동안 금식한 후 채혈하여 혈당을 측정하면 정상인은 일반적으로 100mg/dL 미만입니다. 만약 126mg/dL 이상으로 상승되어 있으면 당뇨병으로 진단하며, 그 사이의 값을 갖는 사람들은 공복혈당 장애로 당뇨병 발병의 위험이 증가되어 있는 것으로 판단합니다. 또한 식후 2시간 혈당은 140mg/dL 미만을 정상으로 보고 있습니다.

혈당 수치는 여러 요인들에 의해 변동이 생길 수 있기 때문에 장기간의 혈당 조절 정도를 파악하는 데 널리 사용되는 것이 당화혈색소(HbA1c)입니다. 적혈구 안에는 혈색소라고 하는 중요한 단백질이 있는데, 혈액 속의 포도당이 이 혈색소의 일부와 결합된 것이 당화혈색소입니다. 당화혈색소 수치는 혈당이 높은 정도와 적혈구가 포도당에 노출된 기간에 비례해 증가합니다. 쉽게 말해, 장기간 고혈당에 노출될수록 수치가 높게 나타나지요.

당화혈색소는 지난 2~4개월 동안의 평균적인 혈당 조절 상태를 알려주므로 평소 당뇨병이 잘 관리되고 있는지를 파악하는 데 매우 유용합니다. 정상인의 당화혈색소 범위는 4~6%이고, 당뇨병 환자의 경우는 6.5~7% 이하로 유지하는 것이 목표입니다.

당뇨약의 대안을 찾아
한의학적 연구를 시작하다

아내의 걱정은 이만저만이 아니었습니다. 둘째 아이가 채 돌도 안 지났는데 아이 아빠가 당뇨병이라니, 거기다 당장 입원까지 해야 할 정도라니 얼마나 불안했겠습니까!

저는 일단 아내를 진정시키고 제천에 계신 스승님께 도움을 청했습니다. 스승님은 제 이야기를 경청한 후 당뇨병에 좋다는 이런저런 약재들을 알려주셨습니다.

양가 부모님들도 갑작스러운 제 상황에 노심초사하셨지만 정작 이러지도 저러지도 못하는 사람은 저 자신이었습니다. 제 앞에는 양약 한 봉지와 물 한 컵이 놓여 있었습니다. 그리고 그 앞에는 양약 하나 맘대로 먹을 수 없는 불쌍한 한의사가 앉아 있었습니다. 당시 제가 무슨 재주가 있어서 "내 병은 내가 고치겠다!"고 큰소리를 칠 수 있었겠습니까. 단지 한의사로서의 자존심 때문에 이러지도 저러지도 못하고 있었을 뿐입니다. 보다 못한 아내는 저에게 애원했습니다.

"우선 양약을 먹고 조금이라도 혈당을 떨어뜨려…."

뒷말은 들리지 않았지만 아마도 '떨어뜨려…주.세.요'였을 것입니다. 아내는 간절히 원하고 있었습니다. 한의사로서의 자존심을 잠시 내려놓고 양약을 먹어주기를.

저는 눈을 감고 바삭바삭 소리가 나는 약봉지를 찢어 한입에 약을 털어 넣었습니다. 언제나 "도전!"이라고 외치던 한의사 신동진이었지만, 이때만큼은 도전보다 '안정'을 택했습니다. 그리고 나서 쓰린 마음을 애써 달랬습니다.

'그래, 자존심은 잠시 내려놓자….'

하지만 양약 복용은 오래가지 않았습니다. 마법과 같은 양약의 힘에 취해 평생 당뇨약의 노예가 되기 전에 다른 방법을 찾아야 한다고 생각했기 때문입니다. 그래서 스승님과 선배들이 권해준 약재와 『동의보감』에 나오는 약재들을 처방해서 먹어보기 시작했습니다. 인삼, 황기, 갈근(칡뿌리), 상엽(뽕나무잎), 동충하초, 누에가루, 맥문동, 청호(개똥쑥), 매실, 오미자, 차가버섯, 고과(여주), 돼지감자, 인삼석고탕, 황기탕, 맥문동음자, 상백피탕, 옥천환, 생지황고 등 무수히 많은 약재를 구해 먹었습니다. 이외에도 우렁이, 좁쌀 뜨물, 녹두, 생동쌀, 찹쌀, 동아, 배추, 저두(돼지위) 등 열거할 수 없을 정도로 많은 식재료를 먹으며 몸의 변화를 확인했습니다. 이런 일을 내일같이 반복했습니다.

도서관과 서점을 수도 없이 드나들며 당뇨병에 관한 책을 닥치는 대로 읽고, 구할 수 있는 약재란 약재는 모두 사들여 직접 먹어가며 혈당을 체크하고 또 체크했습니다. 혈당 잡는 방법을 알기 위해 내 몸을 대상으로 실험을 한 것입니다.

당뇨에 좋다는 것을 먹어도 왜 혈당이 요동칠까?

수많은 약재를 달여 먹고, 분 단위로 혈당을 측정하는 날들이 한참 계속되었습니다. 하루에 50번 측정한 날도 있었지요. 식후 2시간까지 5분 단위로 한 끼에 30번가량 혈당을 잰 적도 있습니다.

결론은 허무했습니다. 혈당을 떨어뜨리는 데 한약은 분명 어느 정도 도움이 되었지만, 어떤 한약도 제가 기대한 만큼 혈당을 크게 떨어뜨리지는 못했습니다. 혈당은 200대 전후에서 더 이상 내려가지 않았습니다.

그래도 갈증이나 잦은 소변, 피로감, 손가락 인대가 굳는 증상 등은 한약으로 호전되고 있었기에 그것만으로도 다행이었습니다. 비록 혈당이 안정권 밑으로 떨어지지는 않았지만 매일 혈당을 주의 깊게 살피고 있었기 때문에 양약을 먹지 않아도 큰일이 벌어지진 않을 거라고 조금 안심할 수 있었지요.

하지만 이쯤 되자 한의사인 저조차 '과연 한약으로 당뇨병을 고치는 게 가능할까?' 하는 의구심이 생겼습니다. 옛 성현의 지혜를 내 것으로 만들지 못한 부족함에 대한 변명이지만, 약보다 삼시 세끼 먹는 음식에 따라 혈당이 더 심하게 요동치는 것을 보면서 '약이 아닌 음식에서 먼저 답을 찾아야 하는 것은 아닌가?' 하는 생각이 들었습니다.

우선, 채소를 많이 곁들여 밥을 먹은 날과 조금만 곁들여 먹은 날이 달랐습니다. 채소를 많이 먹은 날 혈당을 재어보면 적게 먹은 날보다 20~50mg/dL까지 혈당이 낮게 나왔습니다. 그래서 곡식을 끊고 아예 채소로만 식사를 해보자 싶었지요. 점심 때 양배추 한 통만 먹고 혈당을 쟀더니 역시나 혈당이 200mg/dL 이하로 떨어졌습니다. 하지만 그날 오후 내내 기운이 없고 배가 고파서 도저히 진료를 할 수 없었습니다. 제아무리 혈당이 떨어져도 일상생활이 불가능하다면 무슨 소용이 있겠습니까. 에너지원인 곡식을 완전히 끊을 수는 없는 노릇이었습니다.

그렇다면 방법은 하나라고 생각했습니다. 곡식 중에서 혈당을 조금이라도 덜 올리는 종류를 찾든가, 곡식을 대신할 새로운 에너지원을 찾든가. 또 다시 테스트가 시작되었습니다.

채식이 아닌 육식이 혈당을 떨어뜨린다?

당뇨식이에는 아시다시피 공식이 있습니다.

'쌀밥은 금하고 현미밥이나 잡곡밥을 먹는다.'

하지만 이 공식이 과연 모든 사람에게 적용될 수 있을까 하는 의심이 들었습니다. 그래서 일반적인 당뇨 상식에 얽매이지 않고, 할 수 있는 한 모든 음식을 직접 테스트해보기로 마음먹었습니다.

우선 『동의보감』에서부터 출발했습니다. 소갈병(소(消)와 갈(渴)

을 주증으로 하는 병의 증상으로 당뇨병과 같은 뜻으로 쓰임)에 좋다고 하는 좁쌀, 생동쌀, 찹쌀, 보리, 율무, 수수, 옥수수, 감자, 고구마 등의 곡류를 한 끼에 한 가지만 먹고 혈당을 쟀지요. 결과는 놀라웠습니다. 율무는 현미밥과 비슷하게 혈당 수치가 200mg/dL 전후로 나왔지만, 나머지는 모두 300mg/dL 이상으로 나왔습니다. 당뇨식이에 추천되는 고구마, 보리, 수수, 좁쌀조차 먹고 나면 혈당이 치솟더군요. 무조건 잡곡밥을 먹는다고 혈당에 도움이 되는 것은 아니라는 사실을 확인한 순간이었습니다.

곡식을 테스트한 후 곧바로 다른 음식들도 테스트를 시작했습니다. 홍시와 배는 『동의보감』에서 당뇨에 좋다고 소개된 음식들 중 유일한 과일입니다. 홍시부터 한 끼 식사로 먹고 혈당을 재어보았습니다. 300mg/dL가 넘게 나오더군요. 배도 마찬가지였습니다. 사실 당분이 많은 과일은 먹은 후 혈당이 올라가는 게 당연하기에, 더 이상의 과일테스트는 무의미하다는 생각이 들었습니다.

『동의보감』에 나온 것 중 남은 것은 닭, 거위, 우유, 우렁이였습니다. 평소 고기를 좋아하지 않아서 잘 먹지 않았고, 당뇨병 판정까지 받은 뒤로는 더더욱 고기를 입에 대지 않고 있던 터라

굳이 확인할 필요가 있을까 잠시 망설였습니다. 평소 먹지 않던 음식이 제 당뇨병에 영향을 미쳤을 까닭이 없으니까요.

『동의보감』에는 수탉은 삶아서 맑은 국물을 먹고, 암탉은 삶아서 고기와 국물을 함께 먹으라고 나옵니다. 마음 같아서는 수탉과 암탉을 구해서 그대로 해보고 싶었지만 상황이 여의치 않아 일단 마트에서 생닭을 사다가 백숙을 만들었습니다. 오랜만에 푹 곤 고깃국 한 사발을 들이켜니 참 맛이 좋았습니다. 살코기도 한 점 먹으니 정말 꿀맛이더군요. 그리고 그저 맛있게 먹은 것이 만족스리워 큰 기대 없이 혈당을 재어봤습니다.

그런데 이게 웬일입니까! 식후혈당이 150mg/dL였습니다. 믿을 수가 없어 3번을 측정했는데 평균 160mg/dL가 나왔습니다. 각종 성인병의 원인이자 당뇨환자가 금해야 할 음식으로 알려져 당연히 먹지 않았던 음식이 고기였는데, 그게 혈당을 떨어뜨리다니! 그렇습니다. 고기였습니다. 드디어 혈당을 덜 올리면서 곡기를 대신할 에너지원을 찾은 것입니다.

고기가 혈당을 떨어뜨린다는 것을 알았으니 이제부터는 모든 고기를 종류별로 하나씩 먹어 확인해보리라 마음먹었습니다. 안심, 등심, 채끝살, 삼겹살, 목살, 족발, 닭가슴살, 닭날개, 오리,

새우, 오징어, 조개, 해삼, 멍게, 각종 생선 등을 아침, 점심, 저녁, 한 끼 식사로 한 종류씩 먹고 식전·식후혈당을 쟀지요. 점심 식사는 외식을 해야 하는 날이 잦아 갈비탕, 설렁탕, 대구탕, 추어탕 등으로 대신했습니다. 놀랍게도 모든 고기가 제 혈당을 180mg/dL 이하로 유지시키더군요. 공복혈당보다 식후혈당이 더 낮게 나올 때도 많았습니다.

당뇨병 치료의
비밀

그동안 수많은 의사들과 학자들이 연구한 결과, 당뇨병에 가장 효과적인 식이는 현미와 채식이라는 것이 상식처럼 알려져 있습니다. 그래서 대부분의 당뇨환자들은 현미와 채식으로 식단을 유지하려고 노력합니다. 그런데 왜 저에게는 채식보다 육식이 혈당을 더 떨어뜨렸을까요?

충격의 음식테스트 이후 오랜 고민과 연구 끝에 내린 결론은 단순했습니다. 저는 육식이 체질에 맞는 사람이었던 것입니다.

우리는 당뇨병 하면 '채소는 가까이 하고 고기는 멀리 해야 한다'는 공식을 떠올립니다. 그렇다면 채식을 좋아하고, 채식을 주로 하던 사람들이 당뇨병에 걸리는 경우는 어떻게 설명해야 할까요? 분명 뭔가 이상합니다. 채소를 주로 먹어서 병이 왔다면 그들도 저처럼 육식이 맞는 사람이거나, 채소가 아닌 다른 것을 먹어야 건강하게 살 수 있는 체질이었을 것입니다. '사람마다 다른 체질이 있다'는 체질의학을 토대로 바라보면 당연한 결과입니다.

기존의 사상체질에서도 당뇨병에 잘 걸리는 체질이 따로 있다고 알려져 있습니다. 예를 들어 비만 체형이 많은 태음인은 당뇨병에 잘 걸리지만, 췌장이 튼튼하고 날씬한 체형이 많은 소양인은 당뇨병에 잘 걸리지 않습니다. 하지만 제가 음식테스트를 통해 음식 하나하나에 따라 달라지는 혈당을 목격하니, 당뇨병만큼은 사상체질이나 팔상체질과 같은 분류방식에 의존하기에 뭔가 부족하다는 생각을 지울 수 없더군요. 제 체질에 맞는 음식을 먹어도 혈당이 오르는 경우가 한두 번이 아니었고, 체질에 안 맞는 음식을 먹어도 혈당이 떨어지는 것을 경험했기 때문입니다.

'그렇다면 과연 체질에 맞는 당뇨식은 무엇일까?'

저는 이 해답을 찾기 위해 외국의 암치료 전문병원의 식단을 비롯해 임상영양학, 의학생리학과 관련된 수많은 책과 논문들을 탐독하고 공부하면서 연구를 이어갔습니다. 그러던 중 조상 대대로 살아온 대륙의 특성과 유전자를 파악하여 체질을 분류하는 방식에 주목하게 되었지요. 의학계에서 행해진 유전자형 연구 결과를 살펴보면 인간의 유전자 체질은 극지방 체질인 P형,

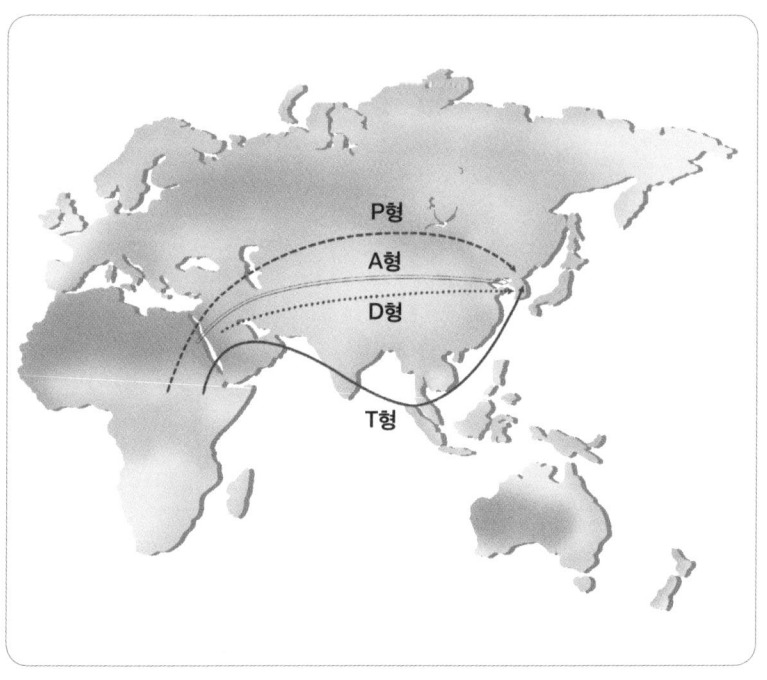

유전자 유형을 설명하는 지도

열대지방 체질인 T형, 사막지대 체질인 D형, 고산지대 체질인 A형, 이 4가지로 분류됩니다. 그리고 한국인의 유전자를 분석해 보면 90% 정도가 P형과 T형에 속합니다.

극지방은 농작물이 자라지 않고 채집할 과일도 없습니다. 사냥밖에 할 것이 없으니 당연히 육식을 하며 생존했습니다. 반면, 따뜻한 열대지방에서는 농경문화가 시작된 후 곡류를 주식으로 삼았습니다. 즉 P형은 육류에 적합하게, T형은 곡류에 적합하게 진화된 것입니다.

그런데 많은 사람들이 당뇨병 판정을 받으면 일단 고기부터 끊고 무조건 채식을 시작합니다. 곡식이 잘 맞는 T형 유전자를 가졌다면 다행이지만, P형이라면 어떻게 될까요? 건강해지려고 한 노력이 오히려 건강을 악화시키는 사태를 초래할 수 있습니다. 육류를 별로 좋아하지 않고 곡식을 편애했던 저 역시 P형이었던 것입니다.

저의 체질론 또한 완벽할 순 없습니다. 하지만 곡류와 육류의 편식이 왜 당뇨병의 원인이 되는지 설명할 수 있는 가장 합리적인 이론이라고 생각합니다. 수십 년간 자신도 모르게 편식했던 특정 음식이 자신의 유전자적 특성과 맞지 않아서 당뇨병이 생긴다는 사실, 그리고 그 치료법은 체질에 따라 달라져야 한다는 것은 분명합니다.

마침내 음식에서
해답을 찾다

사람들은 음식을 에너지 공급원이라고 생각합니다. 하지만 이것은 음식이 가진 기능의 일부에 지나지 않습니다. 이보다 더 중요한 것은, 내가 먹는 음식이 내 몸의 낡은 원소들을 새로운 원소로 교체해준다는 사실이지요. 즉, 내가 먹는 음식이 곧 내 몸이고, 내가 먹은 음식의 질에 의해 내 몸의 건강 상태가 결정된다는 것입니다.

저는 그동안 건강에 좋지 않다고 알려진 육류를 멀리했습니다. 입맛에 맞지 않아 좋아하지 않았던 것이 이유이긴 하지요. 대신, 곡류로 만든 대부분의 음식을 즐겨 먹었습니다. 밥, 국수, 냉면, 만두, 스파게티, 빵…. 이런 음식들이 고기보다 훨씬 좋았습니다.

한의학은 조화를 중시합니다. 모든 병은 균형과 조화가 깨지면서 시작된다고 봅니다. 그러니 특정 음식만을 편식한다면 제 아무리 좋은 음식이라고 해도 병이 생길 수밖에 없습니다. 제가 당뇨병에 걸린 이유 역시 마찬가지입니다. 그동안 맛없다고 먹지 않은 음식, 혹은 맛이 있다고 유난히 많이 먹은 음식으로 인해 몸에 병이 생긴 것이지요. 부끄럽게도 한의학을 공부한 저조차 평생 편식을 해왔다는 사실을 의식하지 못한 것입니다.

저는 그동안의 실험 결과를 토대로, 제 혈당을 덜 올리는 현미와 몇 가지 잡곡을 뺀 모든 곡류를 끊었습니다. 그리고 나서 혈당을 안정적으로 유지시키는 육류를 주식으로 대체했습니다. 더불어 음식테스트로 찾아낸, 제 혈당을 덜 올렸던 각종 식재료를 부식과 간식으로 먹었지요. 그랬더니 혈당 수치가 160mg/dL 안팎으로 점차 안정되어 가더군요.

그렇다고 혈당을 재는 일을 멈추지는 않았습니다. 혈당이 안정권에 머무는 날이 많았지만 간혹 들쑥날쑥 파도가 쳤습니다. 무언가 혈당에 영향을 주는 음식을 먹었다는 증거였습니다. 의심이 가는 식재료는 다시 테스트를 했습니다. 평소 먹지 않던 음식인데 오랜만에 먹었다든지, 평소보다 더 많이 먹었다든지, 테스트를 해보지 못한 음식이었다든지 하면 재차 테스트를 했습니다. 그러다 보니 식사일기를 써야겠다는 생각이 들더군요. 매일 무엇을 얼마만큼 먹었는지 상세하게 기록해두기로 했습니다. 기억력만으로는 한계가 있으니까요.

식사일기를 쓰기 시작하면서부터는 식재료뿐 아니라, 섭취량도 신경 써서 살폈습니다. 같은 음식이라도 일정 분량까지는 혈당이 괜찮았지만, 그것을 넘어서면 혈당이 확 올라갔습니다.

저는 그렇게 몸에 맞는 음식들을 구별해서 나만의 음식 목록을 만들어 나갔습니다. 그 목록에 맞춰 혈당을 올리는 음식은 끊고, 혈당을 덜 올리는 음식만 골라 먹으면서 일정 기간 동안 '의도적인 편식'을 시도했습니다. 그랬더니 식후혈당뿐 아니라 공복혈당도 안정되기 시작했습니다. 눈물이 날 지경이었지요. 밤낮으로 수도 없이 손끝에 바늘을 찔러가며 실험을 계속했던, 제 끈기가 너무 고마웠습니다.

당뇨음식은 맛있다

저는 현재 당뇨약 없이 적정 혈당 수치와 건강을 잘 유지하고 있습니다. 그런데 제 당뇨 이력을 아는 주변의 많은 사람들은 저에게 묻고는 합니다. 그렇게 이것저것 먹어도 당 수치가 괜찮으냐고 말입니다.

당뇨병 판정을 받으면 사람들이 가장 절망하는 것 중 하나가 평생 음식 조절을 하며 살아가야 한다는 점입니다. 또한 먹고 싶은 음식을 마음껏 먹을 수 없다는 것에도 스트레스를 받지요. 거칠거칠한 현미밥에 기름기도 없고 별 양념도 하지 않은 채소 반찬을 떠올리며, 그 맛없는 음식만 먹으면서 평생 어떻게 사나 걱정합니다. 그런데 정말 그럴까요?

제 식단은 그렇게 심심하지 않습니다. 저는 파스타도 먹고, 고기도 먹습니다. 가끔은 술도 한 잔씩 하지요. 어떻게 그게 가능하냐고요? 저는 제 혈당을 올리는 음식이 무엇인지 알고 있고, 얼마나 먹으면 혈당이 오르는지도 잘 알고 있기 때문입니다. 그래서 요령껏 맛있게 먹을 수 있습니다. 그런 모습이 남들 눈에는 그저 아무거나 잘 먹는 것처럼 보였을지 모릅니다.

당뇨환자에게 식이요법은 평생의 숙제입니다. 약을 먹는 사람에게도, 인슐린 주사를 맞는 사람에게도 마찬가지이지요. 그렇기 때문에 식사가 맛있어야 하고, 괴로운 시간이 되어선 안 됩니다. 그래야 오래오래 지킬 수 있으니까요.

하루는 '나에게는 당뇨식이지만 이왕이면 가족도 함께 즐길 수 있으면 좋겠다'는 생각이 들었습니다. 가족과 함께 먹을 수 있는 요리를 고민하다 보니 자연스럽게 주방으로 향하는 횟수가 늘더군요. 아내가 해주는 밥상 앞에서 투정만 부릴 줄 알았던 저는 그렇게 요리를 시작했습니다.

제가 개발한 요리 가운데 지금도 가족과 함께 즐겨 먹는 음식 중 하나가 우엉파스타입니다. 우엉은 비교적 많은 양을 섭취해도 제 혈당을 올리지 않는 고마운 식재료인데, 이걸 안 당시에는 맛있게 먹을 방법이 딱히 없어 고민이었습니다. 우엉조림으로 끼니를 때울 순 없는 노릇이니까요.

'우엉을 이용해서 배부르고 맛있게 식사할 수 있는 방법은 없을까?'

곰곰이 생각한 결과 만들어진 것이 우엉파스타입니다. 우엉을 면처럼 길고 가늘게 채 썰어 파스타로 만들어보니 아삭하고 고소하게 먹을 수 있었습니다. 만드는 방법도 간단합니다. 일반적인 파스타에는 면을 100~120g 정도 넣지만, 우엉파스타에는 파스타면을 30g만 넣습니다. 그리고 나서 우엉을 채칼로 길게 잘라 면처럼 만든 뒤, 파스타 소스에 함께 버무려 먹으면 되지요. 1인분을 배부르게 먹어도 혈당이 크게 오르지 않습니다.

잡채가 먹고 싶을 때는 당면 대신 실곤약으로 잡채를 만들었고, 국수가 너무 당길 때는 다시마나 미역으로 만든 면을 사용해 다시마국수, 미역국수를 만들어 먹었습니다. 생각보다 꽤 맛있더군요. 그러면서 나름의 노하우가 담긴 요리법들이 차곡차곡 쌓여가기 시작했습니다.

　식단을 바꾸기 위한 노력을 5년째 해오는 저에게, 이제 요리는 일상이 되었고 큰 기쁨이 되었습니다. 직접 개발한 요리를 당뇨로 고생하는 분들에게 알려드린 후 컨디션이 훨씬 좋아졌다는 이야기를 들으면 음식의 힘에 대해 다시 한 번 실감하고 매번 감동하곤 합니다.

　여러분도 자신에게 맞는 식재료를 찾은 후, 자신이 좋아하는 방식으로 요리를 만들어 먹으면 맛있는 당뇨식이를 할 수 있습니다. 어차피 당뇨식단은 평생 먹어야 할 밥상입니다. 평생 맛없는 음식을 먹어야 한다고 좌절만 하지 말고, 좀 더 적극적으로 맛있게 먹을 수 있는 방법을 찾기 위해 노력해보는 건 어떨까요.

치료의 열쇠는 나에게 있다

세상에는 수많은 건강식품과 치료법이 있지만 모든 사람에게 효과가 있는 '만병통치약'이란 사실상 찾기 힘듭니다. 사람마다 '체질'이라는 것이 있기 때문입니다. 옆집의 누구는 크게 효과를 봤다고 해도, 내가 먹어 영 신통치 않았던 경험이 있다면 바로 이런 이유입니다.

당뇨식도 마찬가지입니다. 수많은 임상 결과를 살펴봐도 사람마다 혈당을 움직이는 음식이 제각기 다른 경우가 많습니다. 환자 개개인에게 맞는 음식을 기존의 체질진단법에 따라 정할 수 없다는 것이 저의 임상적 결론입니다.

그런 의미에서 보면 세상에는 70억 개의 각기 다른 체질이 존재합니다. 환자의 체질과 특성은 세상에서 단 하나뿐이라는 뜻입니다. 그렇기에 똑같은 치료법으로는 여러분 개개인의 당뇨병을 치료할 수 없습니다.

혈당을 낮추는 혹은 당뇨를 치료하는 만병통치약과 같은 음식도 세상에 존재하지 않습니다. 아무리 효능이 좋은 음식이나 약재가 있다고 해도 내 몸에 맞지 않는다면 독이나 마찬가지입니다.

돼지감자가 당뇨병에 좋은 대표식품으로 알려져 있지만, 누군가에게는 돼지감자가 고기보다 더 혈당을 오르게 할 수 있습니다. 잡곡도 마찬가지입니다. 흔히 잡곡은 섬유질이 풍부해서 당뇨병에 좋다고 알려져 있습니다. 하지만 환자에 따라서는 조와 수수가 생각 외로 혈당을 많이 올리기도 합니다. 고구마 역시 혈당이 비교적 많이 오르지 않는 식품으로 알려져 있지만 예외인 사람이 적지 않습니다. 그런데도 계속 당뇨에 좋다는 특정 음식을 무조건 신봉하시겠습니까?

분명한 것은 세상에 나와 같은 체질은 없다는 사실입니다. 비싸고 좋은 음식을 찾아 먹는 것보다 중요한 것은 '나'에게 맞는 음식을 찾아서 먹는 지혜입니다. 그리고 어떤 음식이 나에게 맞는지는 오직 자신만이 알 수 있습니다. 음식에 따라 반응하는 혈당과 주관적인 컨디션에 그 답이 있기 때문입니다. 이것은 그 누구도 대신해줄 수 없습니다.

이제부터 제가 여러분의 체질에 맞는 음식과 혈당을 덜 올리는 음식을 찾아내는 방법을 자세히 알려드리도록 하겠습니다. 잊지 마세요. 당뇨병을 치료할 수 있는 열쇠는 오직 나 자신에게 있다는 사실을 말입니다.

2

평생 당뇨약을 먹어야 할까?

당뇨약 끊고
혈당 잡을 수
있습니다

손쉽고 효과 좋은 당뇨약만 믿다가
자신도 모르는 사이에 췌장이 망가져버리면
더 이상 당뇨약이 듣지 않는 때가 옵니다.
이후에는 무시무시한 합병증도 기다리고 있지요.
이대로 평생 당뇨약에 의존할 것인지,
스스로 당뇨를 다스리는 법을 배울 것인지
이제는 선택해야 합니다.

당뇨약은
치료제가 아니다

당뇨병을 앓고 있는 사람이라면 누구나 당뇨약을 먹을 것입니다. 그리고 양약을 먹어본 사람은 압니다. 약의 효과가 너무 좋다는 사실을 말입니다. 200~300mg/dL를 오르내리던 혈당 수치가 한두 번만 약을 먹으면 적정 혈당으로 떨어집니다.

그러나 이것은 치료가 되는 게 아닙니다. 당뇨병은 완치가 불가능한 만성질환입니다. 현대의학의 당뇨병 치료 목표 역시 완치가 아니라 혈당 수치를 적정 범위 내에서 붙잡고 있는 것입니다. 당뇨약을 당뇨병 치료제로 알고 있는 사람이 있는데, 절대 치료제가 아니라는 사실을 분명히 알아야 합니다. 당뇨약은 단지 높은 혈당을 떨어뜨리는 역할을 할 뿐 결코 당뇨병을 치료해주지 않습니다. 게다가 혈당을 낮추는 데 아주 탁월한 효능이 있지만 부작용의 위험을 완전히 배제할 수 없습니다.

당뇨약은 췌장을 억지로 자극하거나 장의 일을 방해해서, 혹은 자연스러운 호르몬의 작용을 억제시켜 혈당을 떨어뜨립니다. 인체의 자연스러운 생리현상을 거스르는 일을 하는 셈입니다. 그러니 약물에 의존하면 할수록 몸의 자가 치유능력은 점점 더 떨어질 수밖에 없습니다. 자연스런 몸의 생리현상을 약으로 방해하기 때문에 역작용을 막을 수 없습니다.

당뇨약이 혈당을 떨어뜨리는 과정을 자세히 들여다보면 당뇨약 복용이 만사형통이 아니라는 사실을 보다 쉽게 이해할 수 있습니다.

인슐린 분비 촉진제

췌장을 자극해서 인슐린 분비를 촉진하는 약으로, 아마릴 같은 설폰요소제(Sulfonylurea)가 대표적입니다. 인슐린 분비 촉진제는 혈당 저하 효과가 너무 뛰어나다 보니 오히려 저혈당의 위험을 높입니다. 물론 설폰요소제와 같은 작용을 하되 저혈당 위험을 낮춘 약도 있습니다. 하지만 이런 약도 저혈당의 위험을 완전히 배제하지는 못합니다.

인슐린 작용 증강제

인슐린의 포도당 배분 업무를 돕는 약으로, 다이아벡스 같은 바이구아나이드(Biguanide) 계열 약물과 액토스 같은 티아졸리딘디온(Thiazolidinedione) 계열 약물이 있습니다. 하지만 바이구아나이드 계열 약물은 구역질과 식욕저하, 소화불량 같은 위장관 장애가, 티아졸리딘디온 계열 약물은 체중증가가 부작용으로 나타날 수 있습니다. 최근에는 심장질환과 방광암 발생 위험이 있다고 알려지면서 사용이 점차 감소하고 있습니다.

포도당 흡수 저해제

소장에서 포도당의 흡수를 방해하는 약으로, 글루코바이 같은 알파글루코시다제 억제제(α-Glucosidase Inhibitor)가 있습니다. 약의 특성상 체중감소와 각종 위장관 장애가 발생할 수 있으며,

속이 더부룩하거나 가스가 많이 생성되는 증상도 흔히 나타나는 부작용 중 하나입니다.

💡 알아봅시다!

당뇨약, 이제는 알고 먹자!

Q 내가 먹는 당뇨약은 어떤 약일까?

현재 자신이 먹는 당뇨약이 인슐린 분비 촉진제인지 작용 증강제(강화제)인지 확인할 수 있는 방법을 알려드리겠습니다.

1. 네이버(www.naver.com)나 다음(www.daum.net)의 인터넷 창을 연다.
2. 메인 페이지 상단 검색란에 '약학정보원'을 입력하고 검색을 클릭한다.

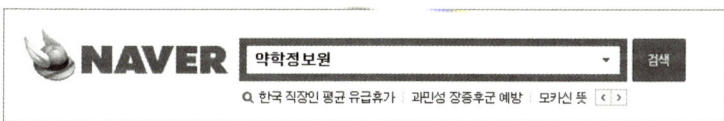

3. 약학정보원 홈페이지에서 자신이 먹는 약의 이름을 검색한다.

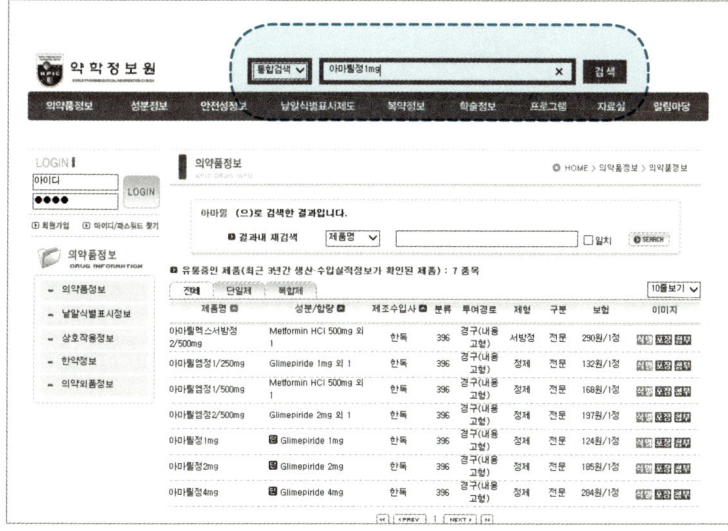

51

4. 약을 검색하면 다음의 창이 보인다. 점선 박스 안의 것이 성분 이름이다.

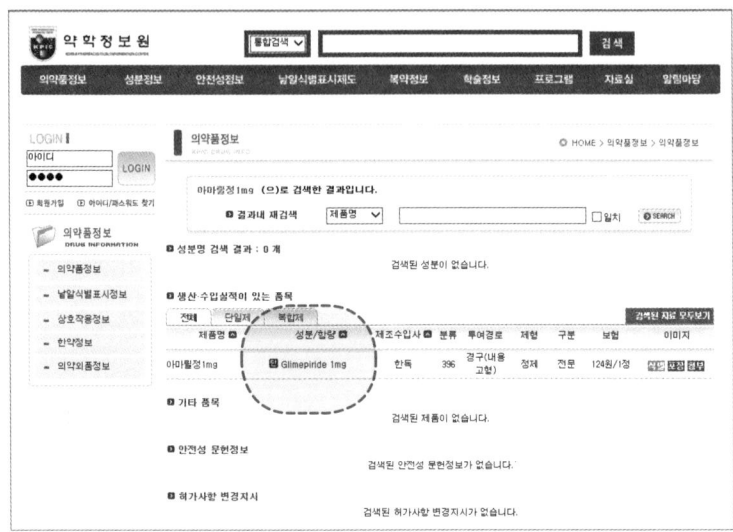

5. '제품명'을 클릭하면 성분과 주의사항, 부작용 등을 자세히 볼 수 있다.

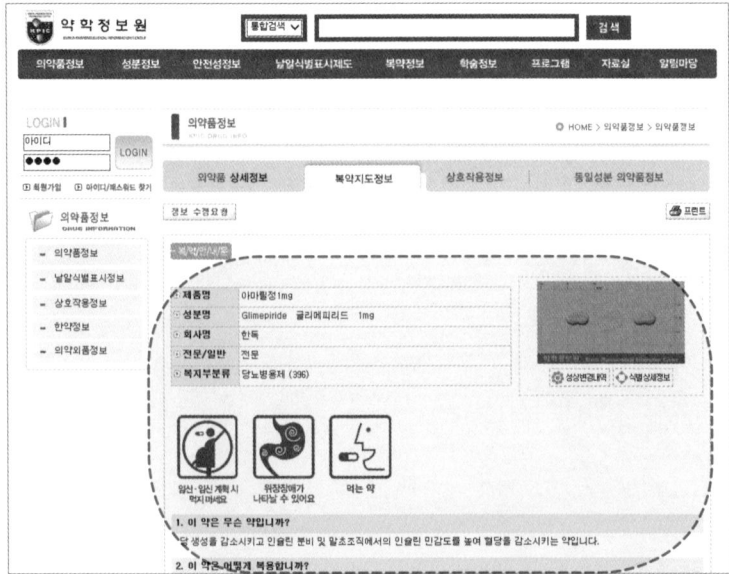

인슐린 분비 촉진제의 종류

계열	성분	제품명	대표적 부작용	비고
설폰요소계 (Sulfonylureas)	클로르프로파마이드 (Chlorpropamide)	다이아비네스정	저혈당 체중증가	현재 사용 안 함
	글리벤클라마이드 (Glibenclamide)	유글루콘정, 다오닐정 등		
	글리클라자이드 (Gliclazide)	디아미크롱서방정, 디아미크롱정 등		
	글리메피라이드 (Glimepiride)	아마릴정, 글레딘정, 글리메드정, 글리멜정, 디아그릴정, 글리원정, 디아그린정, 유니마릴정 등		
	글리피자이드 (Glipizide)	다이그린정 등		
	글리퀴돈 (Gliquidone)	—		약학정보원에 제품명 검색 안 됨
메글리티나이드계 (Meglitinides)	미티글리나이드 (Mitiglinide)	글루패스트정	저혈당 체중증가 (설폰요소계에 비해 심하지 않음)	
	레파글리나이드 (Repaglinide)	노보넘정		
	나테글리나이드 (Nateglinide)	파스틱정		
DPP-4 저해제/억제제 (DPP-4 Inhibitors)	빌다글립틴 (Vildagliptin)	가브스정	비인두염 피부염 두통	
	시타글립틴 (Sitagliptin)	자누비아정		
	삭사글립틴 (Saxagliptin)	온글라이자정		
	리나글립틴 (Linagliptin)	트라젠타정		
	제미글립틴 (Gemigliptin)	제미글로정		
	알로글립틴 (Alogliptin)	네시나정		

인슐린 작용 증강제의 종류

계열	성분	제품명	대표적 부작용	비고
바이구아나이드계 (Biguanides)	메트포르민 (Metformin)	메트민정, 글루파정, 글루코파지엑스알서방정, 다이아벡스정, 글루코닐정, 메가폴민정, 노바메트지알정, 다이비스정 등	위장 장애	신기능장애, 울혈성심부전, 호흡부전, 간기능 장애 및 알코올 중독의 경우 금지
티아졸리딘디온계 (Thiazolidinediones) =TZD 글리타존계 (Glitazones)	로지글리타존 (Rosiglitazone)	아반디아정 (2010-심장발작, 뇌졸중 우려 중지)	체중증가 부종	
	피오글리타존 (Pioglitazone)	액토스정(방광염 발생), 글레존정 등		

소화관 흡수 억제제의 종류

계열	성분	제품명	대표적 부작용	비고
알파글루코시다제 억제제 (α-Glucosidase Inhibitor)	아카보스 (Acarbose)	글루코바이정	복부팽만 복통 설사	
	보글리보스 (Voglibose)	베이슨정, 글로슨정, 보글리코스정	체중증가 부종	
	미글리톨 (Miglitol)	글리톨정, 미그보스필름코팅정		

Q 나도 모르게 췌장에 안 좋은 약을 먹고 있지는 않을까?

당뇨약 외에도 피부질환, 알레르기, 비염, 건선 등을 치료하는 약 중에는 췌장에 부담을 주고 췌장 기능을 악화시키는 약이 있기도 합니다. 현재 복용 중인 약 가운데 췌장을 망가뜨리는 약이 있지는 않은지 확인해보고, 만약 있다면 당뇨병 전문의와 상의하여 복용량을 줄이거나 중단해야 합니다.

피부과 약, 신경통약, 관절염약 중 부신피질호르몬제

부신피질호르몬제는 흔히 '스테로이드제'라고 불리는 약입니다. 스테로이드는 콩팥 위에 붙어 있는 작은 조직인 부신에서 분비되는 호르몬으로, 염증을 제거하는 소염효과가 매우 뛰어납니다. 그러나 효과가 강한 만큼 부작용도 크지요. 혈당을 크게 올리기 때문에 췌장의 기능을 소진시킬 수 있습니다. 스테로이드제를 장기간 사용한 환자의 10~20%에서 당뇨병이 발생했다는 연구 결과가 있습니다.

* 부신피질호르몬제 제품명 : 프레디솔, 하이로손정, 피디정, 소론도정 등등

혈압약 중 이뇨제

혈압약으로 가장 많이 사용되는 것이 이뇨제입니다. 그런데 특정 성분이 이뇨제들은 혈당을 상승시키는 부작용이 있으므로 복용 중인 혈압약 중에 다음 성분의 약이 있지 않은지 확인해야 합니다.

이뇨제 성분명	제품명
하이드로클로로티아자이드 (Hydrochlorothiazides)	다이크로짇정, 코자플러스정, 듀로자이드정, 스피로자이드정
푸로세마이드(Furosemide)	라식스정, 후릭스정, 다이릭스정, 푸로세미드

기타

그 밖에 혈당 강하 작용을 감소시켜 혈당을 올릴 수 있는 약물이 있는데, 다음과 같습니다.

* 갑상선호르몬약, 경구용 피임약, 결핵약, 항경련제, 항정신병약, 단맛이 나는 시럽약 등등

당뇨약은 효과가 너무 좋다는 게 문제

우리나라 당뇨환자들의 95%는 식습관과 생활습관에 그 원인이 있습니다. 그렇기 때문에 초기에는 식습관과 생활습관만 바꿔도 충분히 혈당 조절이 가능합니다.

하지만 환자의 상당수가 근본 원인인 식습관과 생활습관을 바꿀 생각을 하지 않습니다. 하루 한두 번 양약을 챙겨 먹으면 쉽게 혈당이 조절되니까요. 그래서 대부분 "당뇨약을 먹으니까 혈당 조절이 되네? 나중에 안 좋아지면 약 하나 더 늘리지, 뭐" 하며 안일하게 대처합니다.

'굳이 힘들게 식습관까지 바꿀 필요가 있나?'라고 생각하는 것은 어쩌면 당연한 일인지도 모릅니다. 저 역시 한의사가 아니었다면 마법과도 같은 당뇨약에 손쉽게 의지했을 테니까요. 실제로 당뇨약은 혈당 조절에 매우 탁월해서 복용만 잘 한다면 살아가는 데 아무런 문제가 없어 보입니다. 하지만 정말 아무 문제가 없을까요?

아이러니하게도 당뇨약의 문제는 이처럼 효과가 너무 좋다는 데 있습니다. 당뇨환자들이 그렇게 믿어 마지않는 약이시만, 15년 이상 양약을 먹은 당뇨환자의 30%는 췌장의 기능이 망가져 결국 인슐린 주사를 맞게 됩니다. 그리고 당뇨약을 고농도로 장기간 복용하면, 췌장의 인슐린 분비 기능은 대부분 소실되고 맙니다. 효과 좋은 양약에 자신의 몸을 맡긴 채 안심하고 있어서는 안 되는 이유입니다.

당뇨약만 철석같이 믿고 병을 극복하기 위해 아무런 노력을 하지 않으면, 향후 다음과 같은 추가적인 문제가 발생할 수 있습니다.

첫째, 당뇨약을 평생 먹어야 하는 불편함이 있습니다.

둘째, 당뇨약으로 혈당 조절이 안 되는 순간, 평생 인슐린 주사를 맞아야 합니다.

셋째, 오래된 당뇨로 인한 만성피로와 성기능 감퇴는 당뇨약으로 해결할 수 없습니다.

넷째, 당뇨약만 믿고 생활습관을 고치지 않으면 반드시 당뇨합병증이 발생합니다.

당뇨병은 췌장의 기능이 저하되어 탄수화물 대사를 조절하는 호르몬인 인슐린이 충분히 분비되지 못하거나, 정상적으로 분비된다 해도 인슐린이 제 기능을 다하지 못하는 병입니다. 체내로 들어오는 당분이 많고 고혈당이 장시간 지속되면, 췌장은 스스로 인슐린이 부족하다고 판단해서 평소보다 과하게 일을 합니다. 물론 잠시 잠깐의 과로가 장기를 크게 약화시키지는 않습니다. 하지만 아픈 사람이 계속해서 일을 무리하게 하면 결국은 탈진하게 되듯, 췌장도 마찬가지로 탈이 나게 됩니다.

그렇다고 그때 인슐린 분비 촉진제를 사용하면 췌장의 탈진은 더욱 가속화됩니다. 평소보다 췌장이 일을 더 많이 하도록 만드는 것이 인슐린 분비 촉진제이기 때문입니다. 결국 췌장은 점점 더 그 기능을 잃어가고, 이는 당뇨병의 악화로 이어집니다. 꼬리에 꼬리를 무는 악순환이 계속될 뿐이지요.

더 심각한 문제는 당뇨약을 복용한다고 해서 한 번 망가진 췌장이 원래대로 회복되지는 않는다는 사실입니다. 당뇨약으로 혈당 조절이 안 되면 인슐린 주사 외에는 답이 없습니다. 실제로 인슐린 분비 촉진제를 15년 이상 복용한 당뇨병 환자 중 약 30%는 인슐린 주사를 맞게 된다는 연구 결과가 있습니다. 더 이상 당뇨약이 효과를 내지 못하는 것입니다.

기억해야 할 것은 30%에 속하는 사람을 미리 알 수 있는 방법이 아직 없다는 사실입니다. 인슐린 분비 촉진제를 처방하는 의사도, 약을 복용하는 당뇨환자도 인슐린 주사를 써야 할 상황에 직면해서야 그것을 알 수 있습니다.

만약 그 10명 중 3명에 자신이 속할 수도 있다는 사실을 미리 안다면 어떨까요? 어떻게든 췌장이 더 이상 망가지지 않도록, 그나마 남아 있는 췌장의 기능을 보전하기 위해 노력하지 않을까요?

누구도 당뇨합병증의
위험으로부터 안전하지 않다

많은 환자들이 당뇨병이라는 것을 알게 된 순간, 눈앞이 깜깜하고 무서웠다고 말합니다. 그 두려움의 실체를 깊숙이 파고 들어가보면 그 끝에는 당뇨합병증이 있습니다. 당뇨환자 2명 중 한 명이 걸린다는 당뇨합병증은 때로는 눈이나 다리를 앗아가고 때로는 신장이나 심장, 심지어 뇌를 망가뜨려서 목숨을 빼앗기도 합니다.

당뇨병 진단을 받고, 저 역시 대학병원에서 당뇨합병증 검사를 받았습니다. 다행히 별다른 증상은 발견되지 않았지만, 워낙 심각한 고혈당 상태였기 때문에 안심할 수 없는 상황이었습니다. 당장 혈당을 떨어뜨리지 않으면 당뇨합병증이 오는 것은 시간 문제였지요. 어린 두 딸을 둔 아빠로서 필사적으로 혈당을 떨어뜨리는 일에 매달릴 수밖에 없었던 것은, 사실 당뇨합병증에 대한 두려움 때문이었습니다.

당뇨약이 위험한 가장 큰 이유 중 하나는 이러한 당뇨합병증에 대해 무감각하게 만든다는 점입니다. 약효가 너무 좋다 보니 최악의 상황이 닥칠 수 있다는 사실을 잊게 하지요. 상당수의 당뇨병 환자가 혈당이 조절되지 않아 약을 늘리고 있으면서도 약만 먹으면 아무리 혈당이 높아도 괜찮을 거라는 그릇된 믿음을 갖곤 합니다. 그래서 어느 날 성기능 장애, 당뇨병성망막증, 말초신경병증, 족부궤양, 당뇨병성 신증, 심뇌혈관질환 같은 당뇨합병증이 찾아와 평범한 일상이 무너지고 나면 뒤늦게 땅을 치고 후회합니다.

양약에만 의존하다 보면 여러분도 무서운 당뇨합병증으로부터 완전히 자유로울 수 없습니다. 이것이 당뇨약을 끊고 스스로 혈당을 조절해야 하는 이유입니다. 손쉽다는 이유로 당뇨약만 믿고 생활습관을 고치지 않는다면, 부지불식간에 당뇨합병증이 여러분의 가정과 생명을 위협할 수 있습니다. 당뇨합병증으로 알려진 질환은 다음과 같습니다.

만성피로

당뇨병을 앓는 사람이면 거의 빼놓지 않고 만성피로를 호소합니다. 혈액 속 포도당이 인체의 에너지로 전환되지 못하고 고혈당으로 인해 혈액순환이 느려지면 우리 몸은 활력을 잃을 수밖에 없습니다.

성기능 장애

남성 당뇨환자의 절반은 발기부전 같은 성기능 장애를 경험합니다. 당뇨병이 생기면 혈액순환이 원활하지 않고, 신경마저 점차적으로 망가지기 때문입니다.

당뇨병성망막증과 녹내장, 백내장

당뇨병 진단 시 눈 검사는 필수입니다. 당뇨로 인해 당뇨병성망막증, 녹내장, 백내장이 생길 수 있으며, 실명에 이를 수도 있기 때문입니다. 따라서 늘 눈 건강에 주의를 기울여야 합니다.

말초신경병증

고혈당으로 말초신경이 손상되어 이상 감각을 초래하는 병으로, 손발이 저리거나 찌릿찌릿한 느낌, 혹은 불에 댄 듯 화끈거리는 증상, 칼로 살을 베는 듯한 통증 등이 나타납니다.

족부궤양

발은 기본적으로 혈액순환이 잘 안 되는 부위이기 때문에 상처가 나면 잘 낫지 않습니다. 따라서 당뇨환자는 특히 족부궤양을 조심해야 합니다. 족부궤양이 악화되면 다리를 절단해야 할 수도 있습니다.

당뇨병성 신증

고혈당 상태가 지속되면 혈액을 거르는 신장이 서서히 망가집니다. 신장이 망가지면 혈액 속 독소가 쌓여 혈압이 올라가기 때문에 심뇌혈관질환의 위험도 함께 증가합니다. 투석을 하지 않으면 사망에 이를 수도 있습니다.

심뇌혈관질환

고혈당으로 심장이나 뇌의 혈관들이 막히면 심근경색이나 중풍(뇌졸중)이 나타날 수 있습니다. 특히 당뇨환자가 신경이 손상되어 통증에 대한 민감도가 떨어지면 심근경색이나 중풍의 전조증세를 모르고 지나칠 수 있습니다.

3개월이면
당뇨약을 끊을 수 있다

"그럼 어쩌란 말입니까?"

아마 이렇게 묻고 싶을 것입니다. 저 역시 혈당 관리의 어려움과 고통을 누구보다 잘 알고 있습니다. 저 또한 혈당 수치 380의 당뇨환자였기 때문입니다.

그러나 지금은 한약을 비롯한 모든 당뇨약을 끊은 지 오래되었고, 당화혈색소(HbA1c) 수치 5%대를 유지하면서 일상적인 생활과 건강을 지키고 있습니다.

그런데 정말로 당뇨약 없이 혈당 조절이 가능한지 묻고 싶을 것입니다. 거듭 말하자면, 약을 먹지 않고도 혈당을 조절하는 것은 가능하며, 제가 그 방법을 찬찬히 알려드릴 것입니다. 저처럼 스스로 혈당을 조절할 수 있게 되면 매일 당뇨약을 먹어야 하는 불편함은 물론, 만성피로, 성기능 장애 같은 증상과 당뇨합병증의 두려움에서 벗어날 수 있습니다.

여러분도 앞으로 3개월이면 당뇨약을 끊을 수 있습니다. 내 몸에 흐르는 피가 새것으로 바뀌는 데에는 3개월이라는 시간이면 충분합니다. 넓은 의미에서 3개월이라는 시간은 인간에게 새로운 습관이 틀을 잡고, 인체가 새로운 변화에 적응하는 기간입니다. 의학적으로는 체질에 맞는 식습관이 자리를 잡으면서 인체 내 혈액과 장내환경이 건강하게 탈바꿈하는 최소한의 기간이기도 합니다.

저를 비롯해 이미 많은 당뇨환자들이 이 과정을 통해 당뇨약 끊기에 성공했습니다. 물론 개인차라는 것은 언제나 존재하기에, 증상의 경중에 따라 6개월에서 길게는 1년까지 걸리는 사람도 있습니다. 대부분 사회생활을 하면서 철저하게 식이요법을 지키지 못한 것이 이유이지만, 개인의 상태에 따라 몸이 원래대로 회복되는 기간이 조금 길어지기도 합니다. 하지만 제가 제시하는 방법을 잘 지킨다면 종국에는 당뇨약 끊기에 성공할 수 있습니다.

조급해하지 마세요. 속도는 내 몸이 결정할 것입니다. 여러분이 할 수 있는 최선은 당뇨약을 끊을 수 있도록 몸을 잘 살피고 달래는 것입니다.

3개월 만에 당뇨약 끊기를 시작하기에 앞서 지금 가장 중요한 것은 당뇨병을 이겨내고자 하는 굳은 의지입니다. 지금 이 순간, 자신에게 한번 물어보세요. 어떤 어려움이 있어도 꼭 당뇨약을 끊고 싶은지…. 당뇨약을 끊고자 하는 의지가 충분하다면, 지금부터 정신을 바짝 차리고 한 줄도 놓치지 않도록 눈을 부릅뜨시기 바랍니다. 이제부터가 진짜 시작입니다!

< 당뇨약 끊기 3개월 프로그램 >의 핵심

첫째, 당 수치가 기복 없이 안정적으로 조절된다.
둘째, 신체 기능의 정상화로 당뇨약을 복용하지 않아도 된다.
셋째, 경증 당뇨는 3개월 내에 양약을 끊을 수 있다.
넷째, 중증 당뇨는 양약을 최소한으로 줄일 수 있다.
다섯째, 만성피로와 성기능 감퇴 등의 증상이 함께 해결될 수 있다.

그런데 여기서 한 가지 짚고 넘어가야 할 것이 있습니다. 과연 '모든' 당뇨환자들이 3개월 안에 당뇨약을 끊을 수 있는가 하는 것입니다. 대답은 단연코 '아닙니다'.

약을 끊고 음식으로 혈당을 조절할 수 있다고 해서, 모든 당뇨환자가 당뇨약을 끊을 수 있다는 말로 오해해서는 안 됩니다. 뒤에 자세히 말씀드리겠지만 의료진의 도움 없이 혼자 당뇨약 끊기를 시도할 수 있는 사람은 당뇨병 초기이거나, 당뇨약으로 혈당 조절이 잘 이루어지고 있는 경우 등으로 약간의 제한이 있습니다. 즉, 제가 이 책에서 알려드리고자 하는 것은 어디까지나 경증 또는 초기 당뇨환자가 어떠한 한약이나 양약의 도움 없이 혼자서 당뇨약을 끊는 방법입니다.

따라서 혼자 당뇨약 끊기를 시도해선 안 되는 당뇨환자도 있습니다. 당뇨약을 복용해도 혈당이 안정적으로 잘 조절되지 않거나, 인슐린 분비 촉진제를 과량 복용 중이거나, 인슐린 주사를 맞고 있는 당뇨환자인 경우에는 혼자 약 끊기를 시도하는 것은 금물입니다. 그러나 이러한 중증 이상의 당뇨환자도 '당뇨약 끊기 3개월 프로그램'을 통해 혈당 수치를 낮출 수 있습니다. 약을 완전히 끊을 수는 없어도 복용량을 줄이는 것은 가능하다는 뜻이지요. 사실 약을 줄인다는 것은 여러 면에서 매우 중요합니다.

고용량의 당뇨약을 복용하거나 인슐린을 투여하는 환자치고 혈당이 춤추지 않는 사람이 없습니다. 당연합니다. 복용량이나 투여량이 높다는 것은 그만큼 혈당이 높다는 것이고, 약이나 주사로 떨어지는 혈당 폭도 그만큼 크다는 것이니까요. 그래서 저혈당 쇼크가 발생할 위험도 증가할 수밖에 없습니다. 실제로도 저혈당 증상을 자주 느끼게 되지요. 그러면 그때마다 음식을 먹거나 단것을 찾게 됩니다. 저혈당 쇼크로 인한 음식 섭취는 결국 체중증가, 고지혈증, 고혈압 악화로 이어지고, 혈관은 너욱 악해져 당뇨합병증 발생 가능성이 높아집니다.

고용량의 당뇨약 복용이 위험한 것은 그뿐만이 아닙니다. 당뇨약으로 혈당 관리가 잘 되고 있다고 안심하다가 더 이상 약으로 조절되지 않는 상황에 다다를 수 있다는 것이 문제입니다. 그때가 되면 인슐린 주사 외에는 다른 방도가 없습니다. 인슐린도 호르몬인지라 나이가 들면 분비량이 줄어듭니다. 그런데 당뇨약으로 인슐린 분비를 촉진시키면 체내의 인슐린 감소 속도는 더욱 빨라져 자연히 복용량을 늘려갈 수밖에 없습니다. 한마디로 악순환에 처하게 되는 것입니다.

따라서 당뇨약 복용을 줄이는 것은 향후 어떤 상황과 직면하게 될지 모르는 당뇨환자에게 매우 중요한 과제입니다. 약을 줄여야 저혈당 위험도 낮아지고, 고혈당으로 조직이 손상되거나 혈관이 망가져 당뇨합병증에 걸릴 가능성도 낮아지니까요. 그런 의미에서 '당뇨약 끊기 3개월 프로그램'은 중증 이상의 당뇨환자에게도 매우 의미 있는 프로그램입니다.

무엇을 먹었는지
아는 것이 치료의 시작!

"왜 당뇨병에 걸렸을까?"

2009년 당뇨병 진단을 받은 후 저는 이 한 가지 물음에 매달렸습니다. 지금까지의 삶을 수없이 되돌아보았고, 당뇨병에 대해 밤낮을 가리지 않고 연구했지요. 당뇨병과 관련된 수많은 양·한방의서와 건강 서적을 뒤지고, 혈당을 좌우하는 요인을 알아내기 위해 하루에도 수십 번씩 손가락에 바늘을 찌르며 혈당을 체크했습니다. 그러던 중 음식에 따라 혈당이 오르락내리락하는 것을 보며 이제껏 먹어왔던 음식이 당뇨병을 유발한 결정적 원인이라는 것을 알게 되었습니다. 결국 제가 내린 결론은 '당뇨병은 내 스스로 자초한 일'이라는 것이었습니다.

혈당은 철저하게 내가 어떤 음식을 먹었느냐에 따라 좌우됩니다. 혈당을 올리는 음식을 먹으면 혈당이 오르고, 혈당을 내리는 음식을 먹으면 혈당이 내려갑니다. 따라서 혈당을 많이 올리는 음식을 금하고, 덜 올리는 음식을 찾아서 먹으면 더 이상 약에 의존하지 않아도 당뇨병을 다스릴 수 있습니다. 너무나 당연한 소리처럼 들리겠지만, 이 당연한 이치를 우리는 너무나 쉽게 간과해버립니다.

당뇨병을 다스리는 열쇠는 음식에 있지만, 그 말이 당뇨병에 좋다는 특정 음식에 매달리라는 의미는 아닙니다. 당뇨병 확진을 받으면 대부분 급한 마음에 당뇨에 좋은 건강식품부터 구해 먹으려고 합니다. 병의 원인이 되었을지 모를 나쁜 음식은 덜어내지 않고 효과 좋다는 건강식품만 손쉽게 추가해 먹으려는 것입니다.

하지만 당뇨병은 더 먹는 것보다 덜 먹는 것이 훨씬 중요한 병입니다. 혈당 상승을 유발하는 음식들을 잔뜩 먹어놓고 당뇨병에 좋다는 건강식품을 챙겨봤자 아무 소용이 없습니다. 꾸지뽕, 산

야초효소, 돼지감자, 누에가루 같은 건강식품은 열심히 챙겨 먹으면서 평소 먹는 음식에 대한 고민은 전혀 하지 않는 당뇨환자가 적지 않은데, 참 안타까운 일입니다. 먹지 말아야 할 것들을 과감히 밥상 위에서 치우고 소식하는 습관을 가진다면 행복하고 건강한 일상은 오래도록 여러분 곁에 머물 것이라고 장담합니다.

결국 당뇨병 치료는 내가 무엇을 먹었는지 아는 것에서부터 시작됩니다. 그런 점에서 의사가 먹어야 할 것과 먹지 말아야 할 깃을 딱딱 정해주면 정말 좋겠지요. 그러나 애석하게도 사람마다 태생적, 환경적 특성이 천차만별이기 때문에 이를 데이터화하기란 거의 불가능합니다. 따라서 치료에서 가장 중요한 기준은 바로 환자 자신이 되어야 합니다.

실제로 당뇨환자들과 상담을 해보면, 평소 무엇을 먹는지 잘 대답하지 못하는 경우가 많습니다. 별 생각 없이 습관적으로 혹은 일상적으로 먹기 때문에 머릿속에 저장되지 못하고 그냥 잊히는 거겠지요. 그리고 먹는 행위는 거의 본능적이기 때문에 오늘 점심에 무엇을 먹을까 한참 고민을 했어도, 먹고 나면 기억에서 사라집니다. 굳이 기억할 만한 의미나 가치가 없으니까요.

하지만 당뇨약을 끊겠다고 마음먹은 사람이라면 얘기가 달라집니다. 이제부터라도 자신이 어떻게 살고 있고 무엇을 먹고 있는지 정확하게 기억해야 합니다. 그리고 그 내용을 토대로 자신이 어떻게 했을 때와 무엇을 먹었을 때 혈당이 올라가는지, 아니면 내려가는지 데이터화하는 작업이 필요합니다.

처음 병원에 내원하면 저는 환자에게 다음 진료일까지 식사일기를 써 오라고 요청합니다. 그것도 아주 꼼꼼히, 반찬 분량부터 음료 한 모금, 껌 한 개까지 빠짐없이 모두 적어 오라고 합니다. 그렇게 일주일 정도 식사일기를 적어보면 대부분 깜짝 놀랍니다. 자신도 모르게 한쪽으로 편중된 식단을 고집하고 있었다는 사실을 깨닫기 때문이지요.

나름대로 열심히 당뇨식이를 해왔다는 당뇨환자들의 식사일기를 보면 역시나 채식 위주의 식사를 하고 있는 경우가 많습니다. 그런데도 혈당이 잡히지 않아 고민 끝에 저를 찾아옵니다. 이제 자세히 설명을 드리겠지만, 곡류든 육류든 한쪽으로 지나치게 편중된 식사를 하는 것은 당뇨병을 초래하는 가장 큰 원인이 됩니다. 채식을 고집하거나 육식을 자주 즐기는 등 자신의 체질과 맞지 않는 음식을 오랜 시간 섭취하면 몸에는 반드시 이상 신호가 나타납니다. 그 이상 신호 중 하나가 바로 당뇨입니다.

진정 당뇨 인생을
바꾸고 싶다면

『현대의학의 불편한 진실』이라는 책을 보면 '의사가 고칠 수 있는 병은 20%에 불과하다'는 말이 나옵니다. 세계의 수많은 의사들은 지금 이 순간에도 질병 연구에 매진하며 많은 사람들을 치료하고 있습니다. 하지만 약물을 투여하거나 수술을 시행하는 것일 뿐, 병들기 전의 완벽한 몸으로 되돌리지는 못합니다. 애석하게도 인간에게는 아직까지 그런 능력이 없습니다.

당뇨병은 완치가 불가능한 질병입니다. 한 번 망가진 췌장을 정상으로 되돌릴 수 있는 방법이 없기 때문입니다. 더 나빠지지 않도록 평생에 걸쳐 환자 스스로 노력하고 관리하며 살아야 하는 병입니다. 치료하는 과정에서 의료진이 아무리 좋은 약을 쓰고 노력해도 환자가 함께 노력하지 않으면 아무 소용이 없습니다. 그만큼 당뇨환자 자신의 마음가짐이 무엇보다 중요합니다.

당뇨약 끊기 3개월 프로그램을 시작하고 도중하차하는 사람들의 이유는 대부분 '실천하지 않아서'입니다. 당뇨환자의 특징 중 하나가 맛있는 음식을 좋아한다는 것인데, 그러다 보니 맛있는 음식을 먹는 즐거움을 포기하지 못해 식이요법에 실패하는 경우가 적지 않지요. 직업 특성상 접대나 회식 자리가 많아서 혹은 술을 너무 좋아해서 식이요법이 불가능한 환자도 있습니다.

하지만 의지가 강한 사람들은 더 어려운 상황에서도 프로그램을 끝까지 완수해냅니다. 해외에 살고 있어서 딱 한 번밖에 저를 만날 수 없었지만 자신의 의지로 치료를 무사히 마친 당뇨환자가 그런 경우이지요. 그러니 '실천하지 못할 이유'란 있을 수 없습니다. 그저 핑계일 뿐입니다.

절박함이야말로 무엇보다 강력한 '마음의 당뇨약'입니다. 약 없이 당뇨병을 극복할 수 있게 해주는 마음의 당뇨약은 의사가 처방해주는 것이 아니라 온전히 환자 스스로의 몫입니다. 저도 사람인지라 가끔 해이해질 때가 있습니다. 그럴 때면 당뇨병 진단을 받았던 당시의 상황을 떠올립니다. 그때 저는 당뇨병으로 인해 사랑하는 가족에게 닥칠지도 모를 불행이 두려워 한동안 잠도 제대로 이룰 수 없었습니다. 지금도 그때의 기억을 떠올리며 나태해지려는 마음을 바로잡곤 합니다.

한때는 당뇨병으로 인해 마음고생이 심했던 당뇨환자이자, 현재는 당뇨환자를 치료하는 한의사로서 이 책을 읽는 모든 당뇨환자에게 당부합니다. 여러분이 살면서 먹어왔고 지금도 먹고 있는 바로 그 음식에 주목하세요. 왜 하필 나에게 당뇨병이 왔는지 한탄만 하지 말고, 바로 지금 당신이 무엇을 먹고 있는지부터 따져보세요. 그 안에 답이 있습니다.

3

체질에 맞지 않는 음식은 독이 된다

음식에
중독된 몸을
되돌려야 합니다

채식을 해도 혈당이 떨어지지 않습니까?
채식이 체질에 맞지 않는 것입니다.
체질에 맞지 않는 음식을 편식하면
몸에 독소가 되어 당뇨병을 불러옵니다.
반대 음식으로 몸의 균형을 되찾고
해독식으로 독소를 빼내야 합니다.
이것이 당뇨약으로부터 탈출하는 첫 번째 방법입니다.

당뇨의 가장 큰 원인은 '음식중독'

"저는 왜 당뇨병에 걸렸을까요?"

진료실에서 만난 환자들에게 가장 많이 받는 질문입니다. 당뇨병에 걸리고, 절박하게 공부하고, 연구하고, 또 수많은 임상 경험으로 제가 결론 내린 당뇨병의 가장 큰 원인은 '음식중독(飮食中毒)'입니다. 중독이란 어떤 것을 탐닉한다는 의미도 있지만, 어떤 것이 몸에 들어와서 독으로 작용할 때도 중독이라고 합니다. 제가 당뇨병의 원인으로 말하는 '중독'은 후자입니다.

체질에 맞는 음식은 우리 몸을 건강하게 하지만 체질에 맞지 않는 음식은 몸에 독으로 작용합니다. 음식이 좋은 영양소가 되면 신체기능을 원활하게 하지만, 독소가 되면 우리 몸을 병들게 하고 기능장애를 불러오게 되지요. 그 결과가 어떤 사람에게는 암으로, 또 어떤 사람에게는 고혈압으로, 저와 같은 사람들에게는 당뇨병으로 나타나는 것입니다.

사람들은 본의 아니게 습관적으로 편식을 합니다. 쌀밥이나 빵, 국수 같은 곡류 위주로 식사를 하거나, 고기가 없으면 밥을 안 먹는 등 육류 위주의 식사를 하는 경우가 적지 않습니다. 하지만 대부분의 경우, 자신이 어떤 음식을 유독 많이 먹는지 잘 인지하지 못하고 살아갑니다. 이처럼 건강에 대한 고민 없이 좋아하는 음식만 찾아 먹는 사람들은 음식중독의 위험에 한층 더 가까이 있는 셈입니다.

자신이 음식중독인지 아닌지 알아보려면 그 전에 먼저 체질부터 확인해야 합니다. 같은 음식이라도 어떤 체질의 사람에게는 독이 되고, 어떤 체질의 사람에게는 약이 되기 때문이지요. 앞서 설명했듯이 저는 당뇨병을 치료하기 위해, 살아온 대륙의 특성이나 유전자를 기준으로 체질을 분류합니다.

한국인의 DNA 타입은 90% 이상이 극지방 체질 P형과 열대지방 체질 T형 중 하나입니다. P형은 육식에 적응된 유전자 타입이고, T형은 곡식에 적응된 유전자 타입이지요. 그런데 자신의 유전자 타입과 반대되는 음식을 편식해왔다면 음식중독으로 인해 당뇨병이 생겼을 가능성이 높습니다. 육식에 적합한 P형이 곡식을 편식했거나 곡식에 적합한 T형이 육식을 편식했을 경우 섭취한 음식이 독으로 작용하여 당뇨병을 일으키는 것입니다.

따라서 당뇨병이 발생했다는 것은 체질과 상반되는 음식을 오랫동안 편식해왔다는 뜻입니다. 즉, 여러분은 지금 '음식중독' 상태입니다.

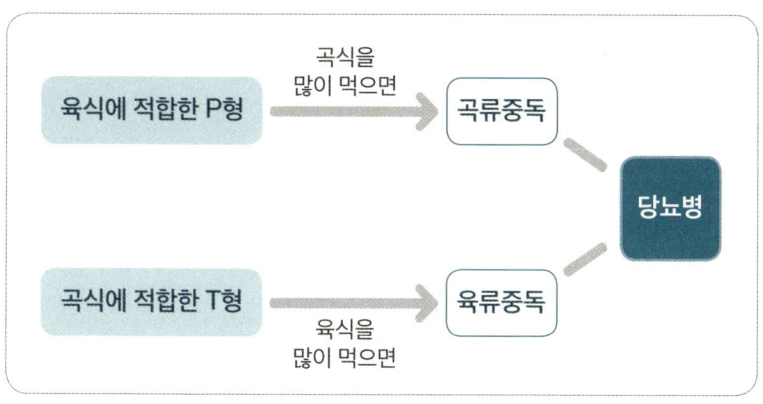

한국인의 대표적인
음식중독의 두 가지 유형

앞서 우리나라 사람의 90%가 극지방 체질인 P형과 열대지방 체질인 T형이라고 말한 바 있습니다. 때문에 음식중독 유형도 이 체질들에서 비롯된 2가지로 크게 나뉩니다. 육류 위주의 식사로 인한 음식중독인 '육류중독'과 곡류 위주의 식사로 인한 음식중독인 '곡류중독'이 그것이지요. 각각의 음식중독은 어떤 특징이 있는지 알아보겠습니다.

육류중독

육류가 우리 몸에 독이 될 수 있다는 이야기는 그리 낯설지 않습니다. 한때 육류 단백질만 섭취하는 황제 다이어트가 유행한 적이 있습니다. 하지만 이렇게 육류 위주로 식사를 하면 뇌 활동에 나쁜 영향을 미쳐 학습능력 저하, 기억력 저하, 치매 등 각종 뇌질환의 위험성을 증가시킬 수 있습니다. 뿐만 아니라 성격이 공격적으로 변하고 인내력이 저하되므로 성장기 청소년들은 특히 더 주의해야 할 식습관입니다.

곡류중독

기름진 고기의 위험성에 대해서는 굳이 길게 설명하지 않아도 고개를 끄덕이지만, 곡류와 채소 위주의 식단도 위험할 수 있다고 말하면 대부분 깜짝 놀랍니다. 그만큼 채식은 무조건 건강에 좋다는 인식이 만연해 있지요. 실제로 피부병이나 암을 채식으로 고쳤다는 이야기도 많이 듣습니다.

하지만 곡류나 채소만으로는 인체가 필요로 하는 영양소를 모두 공급할 수 없습니다. 그렇기 때문에 채식 역시 부작용을 불러옵니다. 대표적인 부작용이 모발이 가늘어지면서 탈모가 발생하거나 피부의 탄력이 저하되는 것입니다.

  건강에만 좋다면 외모 정도는 포기할 수 있다고 말하는 사람들도 있을 것입니다. 하지만 문제는 그렇게 간단하지 않습니다. 육식을 하지 않으면 혈관을 탄력 있게 만드는 콜라겐이 부족해져 심근경색이나 뇌졸중의 발생 가능성이 높아질 수 있습니다. 또한 성호르몬이 부족해져 여성의 경우 생리가 중단되고 남성의 경우 성기능 저하가 유발되기도 합니다. 이처럼 일상의 생기와 활력이 줄어들어 생활 전체에 부정적인 영향을 미칠 수 있으므로 곡류중독도 육류중독 못지않게 위험한 중독이라고 할 수 있습니다.

  그렇다면 여러분은 곡류와 육류 중 어떤 음식에 중독되었기에 당뇨라는 질병을 얻게 된 것일까요?

나는 어떤 유형의 음식중독일까?

"평생 고기는 입에도 대지 않고 오직 밥과 김치만 먹었는데 왜 당뇨병이 생겼는지 모르겠어요"라며 의아해하던 50대 주부가 있었습니다. 저는 이 한마디에 그분이 '극지방 체질 P형'이라는 사실을 알아챘지요. 그분의 조상들은 이제까지 고기만 먹으며 수만 년을 생존해왔는데 정작 본인은 고기 대신 쌀밥과 채소만 먹어왔으니 병에 걸린 것이 당연했습니다. 대표적인 곡류중독의 사례입니다. 곡류중독을 해독하는 방법은 생각보다 간단합니다.

곡류 대신 육류를 먹으면 됩니다.

　반대의 경우도 있습니다. 당뇨환자 중 아침부터 삼겹살을 굽고, 매끼 반찬으로 고기가 올라오지 않으면 수저를 들지 않는 사람이 있었습니다. 이런 사람은 유전자 검사를 해보면 대부분 T형 타입으로 나옵니다. 전형적인 육류중독이지요. 곡류에 맞는 유전자를 갖고 있는데 실제로는 육류만 편식해 당뇨병이 생긴 것입니다. 이런 경우는 곡류중독과 반대로, 육류 대신 곡류를 먹으면 중독된 몸이 해독되고 혈당도 안정됩니다.

　앞의 두 경우는 본인들도 인지할 만큼 극단적인 편식을 하고 있었기 때문에 어떤 체질인지, 어떤 음식중독인지 바로 알 수 있습니다. 하지만 대부분의 경우 자신이 어떤 음식을 편식하는지 정확히 알지 못합니다.

　자신의 체질을 정확히 알기 위해서는 진맥과 전문적인 체질진단 과정이 필요하지만, 간단히 집에서 혼자 알아볼 수 있는 방법도 있습니다. 바로 식사일기를 통해서입니다. 일주일 정도 식사일기를 상세히 기록해보면 자신이 어떤 음식을 주로 섭취하는지 알 수 있습니다. 이를 통해 체질과 음식중독 여부를 어느 정도 추측할 수 있지요.

식사일기의 예

	월	화	수	목	금	토	일
아침	토스트(☆) 계란 1개 (○)	우유 1잔 (○)	먹지 않음	토스트 (☆) 우유 1잔 (○)	먹지 않음	샐러드 (□) 과일(☆)	먹지 않음
점심	된장찌개 백반 (☆)	카레 라이스 (☆)	햄버거 (○☆) 감자튀김(☆) 콜라 1잔(☆)	김치찌개 백반 (☆)	우동(☆) 김밥(☆)	순두부 찌개 백반(☆)	스파게티 (☆)
저녁	짜장면(☆)	삼겹살 (○)	비빔 국수 (☆)	냉면(☆)	오무 라이스 (☆)	먹지 않음	생선회 (○) 매운탕

　우선, 위와 같은 방법으로 일주일간 식사일기를 적어봅니다. 메뉴를 이루는 주요 식재료가 무엇인지 생각해보고, 괄호 안에 곡류는 별표(☆), 육류는 동그라미(○), 채소는 네모(□)로 표시합니다. 그리고 어떤 모양이 주종을 이루는지 살펴봅니다. 예로 든 식단의 주인은 일주일간 섭취한 곡류와 육류의 횟수와 양이 거의 3배 정도 차이가 나고 있네요. 전형적인 곡류중독입니다.

　식사일기 외에도 간단한 문항을 통해 어떤 유형의 음식중독인지 알아보는 방법도 있습니다. 다음의 곡류중독과 육류중독의 특징 중 나는 어느 쪽에 더 많이 해당되는지 체크해봅니다.

곡류중독 체크리스트

- ☐ 피부의 탄력이 떨어지는 것 같다.
- ☐ 모발이 점차 가늘어지고 머리카락이 자꾸 빠진다.
- ☐ 모든 일에 의욕이 점점 없어진다.
- ☐ 주 3회 이상 라면, 국수를 먹는다.
- ☐ 잠들기 전 사탕, 과자, 초콜릿 같은 단 음식을 먹으면 잠이 잘 온다.
- ☐ 땀을 흘린 후 스포츠음료나 청량음료, 과일주스를 찾는다.
- ☐ 설탕이나 단 음식을 먹으면 기분이 안정되고 기운이 난다.
- ☐ 맛있는 반찬 하나만 있으면 맨밥 두 공기도 거뜬히 먹을 수 있다.
- ☐ 5분 안에 식사를 마칠 수 있다.
- ☐ 혼자서 과자 한 봉지를 다 먹는다.
- ☐ 옥수수, 감자, 고구마를 좋아하고 자주 먹는 편이다.
- ☐ 걷기, 뛰기, 등산 등의 유산소운동을 좋아한다.

결과 체크한 항목이 7개 이상이면 곡류중독

육류중독 체크리스트

- [ ] 성격이 공격적으로 변했다.
- [ ] 인내력이 점점 없어진다.
- [ ] 기억력이 떨어지고 업무나 학업이 힘들어진다.
- [ ] 설렁탕을 먹을 때 소금을 넣어 먹는다.
- [ ] 양념갈비보다는 생갈비가 더 좋다.
- [ ] 한 끼 식사로 고기와 밥 중에 하나만 선택해야 한다면 고기를 먹겠다.
- [ ] 고기가 없으면 밥을 먹고 싶지 않다.
- [ ] 고기는 상추에 싸 먹는 것보다 그냥 먹는 게 더 맛있다.
- [ ] 고기를 구워 먹고 난 후 냉면이나 밥은 잘 먹지 않는다.
- [ ] 고기 냄새가 나면 먹고 싶어서 견딜 수가 없다.
- [ ] 기운이 나지 않을 때 고기를 먹으면 기분이 좋아진다.
- [ ] 아령 등의 근육운동을 좋아한다.

결과 체크한 항목이 7개 이상이면 육류중독

반대 음식으로
몸의 균형을 되찾자

 음식중독이 몸속 불균형을 초래하고 당뇨병을 악화시킨 주범인 이상, 이를 해독하는 것은 혈당 안정을 위해 가장 시급하고 중요한 문제입니다. 음식으로 중독된 몸을 해독하면 당뇨병으로 인해 나타났던 탈모, 체력저하, 시력저하, 성기능 장애 등의 수많은 부작용도 함께 해결될 수 있습니다.

 그럼 어떻게 해야 음식으로 인해 몸속에 쌓인 독을 없앨 수 있을까요? 방법은 간단합니다. 육류를 주로 먹던 육류중독은 앞으로 육류 대신 곡류를 주로 섭취하고, 곡류를 주로 먹던 곡류중독은 곡류 대신 육류를 주로 섭취하는 것입니다.

동양의학은 혈액의 흐름을 비롯해 인체를 구성하는 모든 부분이 온전히 균형을 이루도록 하는 데 치료의 근간을 두고 있습니다. 인체의 균형은 마치 시소의 원리와 같아서 한쪽으로 기운이 몰리면 그만큼 줄어드는 곳이 있고, 줄어드는 곳이 있으면 반대로 올라가는 곳이 생깁니다. 이런 원리를 이용하여 질병을 이해하고 치료하는 것이 바로 한의학입니다.

음식중독의 해독 원리도 다르지 않습니다. 오랜 기간 내 몸에 맞지 않은 음식이 내 몸의 살과 뼈를 이루면서 장기의 세포 하나하나까지도 모두 중독(中毒) 상태에 이르게 했다면, 자신의 체질에 맞는 음식을 먹어서 하루 빨리 독소를 없애야 하지요. 즉, 음식중독은 중독된 음식과 반대되는 성질의 음식으로 해독할 수 있습니다.

가장 올바른 방법은 곡류든 육류든, 가장 많이 섭취하는 종류와 가장 적게 섭취하는 종류의 비율을 정반대로 섭취하는 것입니다. 그로 인해 고장 났던 인체의 곳곳이 정비되면 인체는 전반적으로 다시 균형을 되찾게 되고, 당뇨병으로 활동력이 저하되었던 세포들이 정상 상태가 되어 신진대사가 원활해지지요. 이런 과정을 통해 성공적으로 해독이 되면 당뇨환자의 혈당이 점차 안정을 찾고, 당뇨약 없이도 혈당이 더 이상 치솟지 않도록 체내의 모든 장기가 원래의 기능을 되찾게 됩니다.

당뇨병 진단을 받은 후 여러분은 아마도 일반적인 당뇨식단을 따르려고 노력했을 것입니다. 예를 들어 기름지고 자극적인 음식은 되도록 피하고 현미밥이나 잡곡밥을 주식으로 하면서 채소와 같이 섬유질이 많은 음식 위주로 성실히 식단을 짰겠지요. 하지만 이는 모든 당뇨환자에게 적용될 수 있는 식단이 아닙니다.

이제부터 여러분이 가장 먼저 해야 할 일은 지금까지 알고 있던 모든 당뇨 상식을 내려놓는 것입니다. 지금부터는 평소에 주로 섭취하던 음식을 덜 먹고, 잘 먹지 않던 음식을 더 많이 먹어야 합니다. 그래야 음식중독에서 벗어날 수 있고, 당뇨약과도 이별할 수 있습니다.

이를 위한 구체적인 실천 식단은 5장에서 자세히 알려드리겠습니다.

해독과 혈당 조절에 좋은 10가지 음식

한쪽으로 치우친 영양소를 균형 있게 섭취하도록 식단의 구성을 바꾸었다면, 그 다음으로는 몸 안에 쌓인 독을 밖으로 배출하고 혈당 조절에 도움을 주는 식재료를 적극적으로 섭취해야 합니다.

지금부터 알려드리는 식품은 육류중독 환자나 곡류중독 환자 모두에게 공통적으로 도움이 되며, 당뇨병 치료를 위해 식이요법을 시작하는 환자에게 제가 반드시 권하는 것들입니다.

미강

미강은 현미를 도정하고 남은 외피층으로, 식이섬유가 풍부하여 독소 배출에 매우 효과적입니다. 이미 현미를 먹고 있다 하더라도 추가로 미강을 더 섭취하는 것이 좋습니다.

당뇨병에는 소식이 필수라 곡류의 섭취량을 줄여야 하는데, 미강은 칼로리가 매우 낮으면서도 쌀이 지닌 좋은 영양소와 에너지가 집중되어 있습니다. 여기에 식물성 지방과 단백질도 풍부해 균형 있는 영양소 섭취를 돕습니다. 미강은 마트의 곡물코너에 가면 무료로 얻을 수도 있습니다.

어떻게 먹는 것이 좋을까?

미강을 된장국, 나물 등에 넣어 먹습니다. 영양은 물론, 들깨가루처럼 감칠맛이 더해져 식감을 돋웁니다. 이외에 주스로 만들어 먹어도 좋습니다.

미강주스는 미강 30g(수북하게 2큰술)을 곡류중독인 경우에는 우유에, 육류중독인 경우에는 두유에 타서 마십니다.

견과류

견과류에는 몸에 좋은 불포화지방산과 단백질이 풍부합니다. 때문에 육류 섭취를 금해야 하는 환자의 경우 견과류를 통해 단백질을 섭취할 수 있습니다. 3개월 프로그램 초기에 환자들이 가장 힘들어하는 것이 바로 '허기'인데, 이때 견과류를 간식으로 먹으면 일석이조의 효과를 얻을 수 있습니다.

어떻게 먹는 것이 좋을까?

견과류는 생으로 섭취하는 것보다 살짝 볶아서 먹는 것이 좋습니다. 볶으면 씨앗류에 함유된 독성을 제거할 수 있으니까요. 몸에 좋은 지방이라고 해도 많이 먹으면 살이 찌는 건 똑같습니다. 견과류는 하루 40g 정도만 드세요. 특히 호두는 너무 많이 먹으면 나쁜 콜레스테롤(LDL) 수치를 올리므로 하루 5알 이상은 먹지 않도록 합니다.

우엉

제가 방송에서 당뇨에 좋은 음식들을 소개하면서 가장 많이, 그리고 가장 자주 언급하는 것이 우엉입니다. 유독 우엉을 편애

하는 데는 다 이유가 있습니다. 우엉의 탄수화물은 대부분 이눌린이라는 성분인데, 이눌린은 신장과 간 기능을 향상시켜 이뇨작용과 배변활동을 돕고 혈당과 콜레스테롤을 낮추는 데 탁월한 효과가 있습니다. 또한 우엉에 풍부한 식이섬유는 배변을 촉진하고 노폐물 배출을 돕기 때문에 해독에 효과적입니다.

어떻게 먹는 것이 좋을까?

우엉을 면처럼 얇고 길게 잘라서 약간의 면과 함께 우엉파스타나 우엉우동을 해 먹으면 많은 양의 우엉을 맛있고 배부르게 먹을 수 있습니다. 우엉을 갈아서 샐러드소스나 스파게티소스로 만들어 먹는 것도 방법입니다. 우엉을 껍질째 얇게 잘라 바싹 말린 다음, 살짝 볶아 뜨거운 물에 몇 조각씩 넣어 우엉차로 상시 복용하는 것도 좋습니다.

콩

콩에 풍부한 식이섬유는 혈당을 조절하는 효능이 뛰어나 당뇨환자에게 매우 좋습니다. 특히 고기 섭취를 줄여야 하는 육류중독과 단백질 섭취 부족으로 근육량이 부족한 곡류중독 환자에게는 건강한 단백질을 제공하지요. 또한 콩은 해독작용이 매우 탁월하며 각종 성인병을 예방합니다.

> 어떻게 먹는 것이 좋을까?

- 삶거나 볶은 콩 : 콩은 찬 성질이 강해서 장이 약한 사람이 날 것으로 섭취하면, 소화가 잘되지 않습니다. 반드시 익히거나 볶아서 먹습니다.

- 청국장 : 청국장에 풍부한 고초균은 소화를 돕고 콜레스테롤을 분해합니다. 단, 열에 약하므로 찌개를 끓일 때는 마지막에 청국장을 넣고 1~2분만 더 끓여 먹습니다.

- 낫또 : 청국장과 마찬가지로 고초균이 풍부하며 골다공증, 변비, 다이어트에 탁월합니다. 고초균을 생으로 먹을 수 있기 때문에 더 큰 효과를 얻을 수 있습니다.

- 된장 : 버섯, 배추 등 식이섬유가 풍부한 채소를 넣고 된장국을 끓여 먹으면 된장의 영양과 식이섬유를 동시에 섭취할 수 있습니다. 짠 된장찌개보다는 심심하게 된장국으로 만들어 먹습니다. 집된장이 가장 좋지만, 여의치 않다면 시판 된장 중에 밀가루가 들어 있지 않은 제품을 선택합니다.

- 두부 : 익힌 콩은 65%가량 소화·흡수가 되는 반면, 두부는 95%가 소화·흡수됩니다. 이 책에서 소개하는 해당(解糖)식단을 시작하는 환자들은 매일 두부를 반 모에서 한 모 정도 섭취하는 것이 좋습니다.

- 두유 : 집에서 불린 콩을 삶아 물과 함께 갈면 첨가물 없는 건강한 두유를 만들 수 있습니다. 하지만 콩은 우유에 비해 칼슘 함량이 낮으므로 시중에서 판매하는 칼슘강화 두유를 먹는 것도 나쁘지 않은 선택입니다. 단, 당질 함량이 가장 적은 것을 선택합니다.

- 렌틸콩 : 인도에서 빵이나 밥에 곁들여 먹는 콩으로 혈당 조절 효과가 뛰어납니다. 익혀서 샐러드에 뿌려 먹거나 현미와 함께 밥을 지으면 콩을 싫어하는 사람도 부담 없이 먹을 수 있습니다.

- 병아리콩 : 중동이나 남부 유럽에서 수프나 샐러드, 스튜 등에 흔하게 넣어 먹는 콩으로 지방 함량은 낮고 칼슘 함량은 높습니다. 특히 섬유질이 풍부해 당뇨병에 좋지요. 식감이 감자와 비슷해서 곡류중독 환자들의 감자 대용 식품으로도 매우 유용합니다.

토마토

토마토는 체중조절이 필요한 당뇨병 환자에게 꼭 필요한 식품 중 하나입니다. 보통 크기의 토마토 한 개 열량은 40kcal 정도로, 배가 부르게 먹는다고 해도 밥 반 공기 열량밖에 되지 않습니다. 또한 토마토에 풍부하게 함유된 미네랄은 독소를 몸 밖으로 배출시키는 작용을 합니다. 당뇨병의 대표적인 증상 중 하나인 갈증 해소에도 도움이 되고, 신장 기능이 좋지 않아 몸이 잘 붓는 사람에게도 좋습니다. 특히 붉은 색소에 함유된 라이코펜은 강력한 항산화작용으로 세포의 활성을 증가시키기 때문에 혈당 저하 효능이 뛰어납니다.

어떻게 먹는 것이 좋을까?

토마토는 기름과 함께 불에 익혀 먹으면 라이코펜 함량과 흡수율이 높아집니다. 하지만 너무 오래 익히면 비타민이 파괴될 수 있으므로 살짝만 익혀 먹습니다.

파프리카

파프리카는 당뇨환자들이 꼭 먹어야 하는 필수식품입니다. 색깔별로 함유된 영양소와 효능이 다 다르므로 다양한 색상의 파프리카를 골고루 먹는 것이 좋습니다.

제가 당뇨환자들에게 가장 추천하는 것은 빨강과 노랑 파프리카입니다. 빨간 파프리카에는 혈당 저하 기능이 있는 라이코펜이 풍부하고, 노란 파프리카에는 혈액순환을 돕는 피라진이 풍부합니다. 또한 파프리카에 풍부한 비타민 A는 눈의 피로를 덜어주고 망막을 보호하는 효과가 있어 안질환에 취약한 당뇨병 환자에게 매우 유용한 영양소입니다.

어떻게 먹는 것이 좋을까?

파프리카는 가열해도 비타민의 파괴가 비교적 적어서 각종 요리에 사용하기 좋습니다. 특히 식물성 기름에 볶으면 지용성 비타민과 카로티노이드계 색소의 흡수율이 높아지지요. 살짝 볶아서 파스타나 볶음밥에 곁들이거나, 생파프리카에 올리브유를 뿌려 샐러드로 먹어도 좋습니다. 이외에도 식초에 절여 피클을 만들거나 채소산적 또는 고기산적처럼 꼬치에 끼워 구워도 맛있게 파프리카를 먹을 수 있습니다.

양파

양파에는 항응고 물질이 풍부하게 함유되어 있어 고혈당으로 혈액순환이 원활하지 않은 당뇨환자에게 매우 유용합니다. 또한 인슐린 분비 강화 효과가 있어 당뇨병 예방은 물론 치료에도 도움이 됩니다. 이외에도 양파 껍질에는 혈관 강화 효과가 있는 케르세틴, 혈액순환을 돕는 시스테인 유도체가 풍부합니다. 약해진 혈관으로 발생하는 당뇨합병증을 예방하고 치료하는 데 양파만 한 식품이 없는 이유입니다.

> 어떻게 먹는 것이 좋을까?

매운맛 때문에 생으로 먹기 힘들다면 다양한 조리법을 활용합니다. 양파의 케르세틴 성분은 열에 강하기 때문에 볶거나 익혀 먹어도 무방합니다. 케르세틴은 특히 껍질에 다량 함유되어 있으므로 벗겨낸 껍질을 깨끗이 씻어두었다가 육수에 사용하거나 차처럼 끓여 상시 복용하면 좋습니다.

다시마

다시마 표면의 끈끈한 물질은 알긴산이라는 성분인데, 체내

노폐물 배설에 탁월한 효과가 있습니다. 중성지방이나 콜레스테롤 수치를 낮추기 때문에 동맥경화, 심근경색, 뇌졸중 같은 합병증도 예방할 수 있습니다. 풍부한 식이섬유는 당이 소화·흡수되는 속도를 조절하여 혈당을 낮추는 역할도 톡톡히 해냅니다.

특히 단일 식품으로는 가장 많은 유기질과 무기질을 함유하고 있는 대표적인 알칼리성 식품입니다. 곡류중독이나 육류중독으로 지나치게 산성화된 몸을 해독하고 중화하는 데 큰 도움이 됩니다.

어떻게 먹는 것이 좋을까?

다시마의 핵심 성분인 알긴산은 장시간 열을 가하면 파괴되므로 다시마로 육수를 낼 때는 너무 오래 끓이지 않도록 주의합니다. 가장 좋은 방법은 생으로 먹는 것이지요. 제가 환자들에게 추천하는 방법은 마른 다시마를 5×5cm 크기로 잘라 물에 불린 뒤, 간장이나 된장 등 좋아하는 소스에 찍어 먹는 것입니다. 매 끼니 5장 이내면 충분합니다. 다시마가 구하기 힘들다면 미역, 김, 물다시마 등으로 대신해도 좋습니다.

식초

'인체의 에너지발전소'라고 불리는 미토콘드리아는 근육세포와 간세포에 가장 많이 존재하는데, 식초의 신맛인 유기산이 미토콘드리아를 활성화하여 근육과 간을 튼튼하게 만듭니다. 따라서 유기산을 섭취하면 신진대사가 활발해져 혈당을 떨어뜨리는 효과가 생기지요. 하지만 과다 섭취하면 오히려 근육이 줄어들고 위산과다로 위장 장애가 생길 수 있으니 주의하세요.

> 어떻게 먹는 것이 좋을까?

티스푼으로 식초 한 스푼을 물 한 컵에 희석해서 하루 2~3번 마십니다. 나물을 무칠 때 식초를 넣어도 좋겠지요. 단, 시중에 판매되는 각종 음용식초에는 액상과당이나 설탕이 들어 있으므로 마시지 않는 것이 좋습니다.

일반 식초를 마시는 것이 힘들다면 시판 식초 중 현미를 발효시켜 만든 흑초를 추천합니다. 흑초 대신 사과식초, 감식초, 일반 현미식초를 사용해도 무방합니다.

동치미

동치미에도 식초와 마찬가지로 유기산이 풍부합니다. 앞서 설명한 대로 유기산은 당뇨환자에게 매우 유용한 성분입니다. 동치미를 먹으면 유기산뿐 아니라 식이섬유와 유산균까지 섭취할 수 있어 일석삼조입니다. 김치는 일반적으로 짜고 맵기 때문에 소식을 해야 하는 당뇨환자에게 권할 만한 음식은 아닙니다. 당뇨환자에게는 김치보다 동치미가 더 좋습니다.

어떻게 먹는 것이 좋을까?

백김치도 대안이 될 수 있습니다. 단, 시중에 판매되는 백김치에는 대부분 설탕이 함유되어 있으므로 되도록 직접 담가 먹는 것이 좋습니다. 동치미, 백김치, 물김치를 만들 때 소금은 최소량으로 넣고, 설탕이나 인공감미료 대신 배 또는 사과를 소량 첨가하면 맛있게 먹을 수 있습니다.

불안정한 혈당은
해당주스로 잡는다

나에게 맞는 체질식단에 채소로 만든 해당주스를 더하면 우리 몸은 보다 빨리 몸의 균형을 되찾을 수 있습니다. 당연히 혈당도 빠른 시일 내에 안정을 찾고, 당뇨약을 끊는 시점도 앞당겨지게 되지요.

해당주스는 체질에 맞고 해독력이 뛰어난 다양한 채소를 삶은 후 믹서에 갈아 만드는 주스인데, 핵심은 식이섬유의 효과적인 섭취에 있습니다. 식이섬유는 장 점막에 보호막을 형성해 장

속의 독소가 몸 안으로 흡수되는 것을 막고, 동시에 독소를 흡착하여 몸 밖으로 빠르게 배출시키는 작용을 하지요. 또한 채소에 풍부하게 함유된 수많은 비타민과 미네랄이 활력 잃은 세포들을 깨우기 때문에 혈당을 낮추는 데에도 도움이 됩니다. 이처럼 여러 가지 혈당 문제를 해결해준다는 의미에서 이 주스를 '해당(解糖)주스'라 칭합니다.

해당주스의 효과를 제대로 보려면 먹는 방법이 중요합니다. 채소는 조리법에 따라 영양소의 체내 흡수율에 차이가 생기기 때문이지요. 생으로 먹을 때는 5~10%, 삶아서 먹을 때는 60%, 삶은 뒤 갈아서 마실 때는 90%가 흡수됩니다. 따라서 삶아서 갈아 마시는 게 여러모로 효과적입니다. 또한 모든 채소는 성질이 차기 때문에 익혀 먹으면 생으로 먹을 때보다 속도 편해집니다.

해당주스의 종류 : 뿌리주스 vs 잎주스

육류중독인지 곡류중독인지에 따라 식단을 달리해야 하는 것처럼 해당주스도 자신의 체질에 따라 선택해야 합니다. 해당주스로는 '뿌리주스'와 '잎주스'가 있는데, 모두 제가 당뇨환자를 위해 고안한 주스입니다.

뿌리주스는 말 그대로 뿌리채소가 주재료이며, 잎주스는 녹색이 진한 잎채소가 주재료입니다.

그럼 어떤 해당주스가 나에게 맞는 것일까요?

뿌리채소와 잎채소의 차이점은 '엽록소'에 있습니다. 엽록소는 소장에서 대장으로 넘어가는 관문인 난문(闌門)을 닫는 역할을 합니다. 대장이 긴 사람은 대장에 독소가 머무는 시간이 많아져 소장으로 독소가 올라올 가능성이 높은데, 이때 잎채소를 많이 섭취하여 독소가 소장으로 올라오지 못하도록 난문을 닫아줘야 합니다. 반대로 대장이 짧은 사람은 대장에서 독소를 배출하는 시간이 짧기 때문에 소장과 대장의 관문이 느슨해도 큰 문제가 생기지 않습니다. 오히려 이런 사람은 엽록소가 풍부한 잎채소를 많이 먹으면 소장과 대장의 관문이 닫히고 쓸개즙의 재흡수량이 많아져 건강에 문제가 생길 수 있지요.

보통 대장이 짧은 사람은 간이 큰데, 간이 크면 많은 양의 쓸개즙을 계속 만들어내야 간의 기능을 원활하게 유지할 수 있습니다. 그런데 엽록소 섭취로 쓸개즙이 재흡수되면 새로운 쓸개즙의 생산량이 적어져 몸에 좋지 않습니다. 대장이 짧은 사람에게는 뿌리채소가 더 적합한 이유입니다. 따라서 대장이 짧고 간이 큰 사람은 뿌리채소를 먹는 것이 좋고, 대장이 길고 간이 작은 사람은 잎채소를 먹는 것이 좋습니다.

장의 길이나 간의 크기는 다음과 같은 방법으로 어느 정도 추측이 가능합니다. 하루 한 번 이상 대변을 보고, 술을 잘 마시며, 술에서 빨리 깨는 사람은 대장이 짧고 간이 크기 때문에 뿌리채소, 즉 뿌리주스가 잘 맞습니다. 반면, 2~3일에 한 번 대변을 보고, 술을 잘 못 마시며, 숙취가 오래가는 사람은 대장이 길고 간이 작은 사람으로 잎채소, 즉 잎주스가 잘 맞습니다.

배변 횟수나 술이 깨는 시간만으로 어떤 해당주스가 맞는지 구분하기 어렵다면 직접 만들어 먹어보고 혈당과 대변 상태를 보면 분명해집니다. 혈당이 오르지 않고 대변 상태가 좋은 주스가 체질에 맞는 주스입니다.

체질에 맞는 해당주스 판별법

	체질	인체 특징	구분법
뿌리주스	뿌리채소가 맞는 체질	· 대장의 길이가 짧다. · 간이 크다.	· 하루 한 번 이상 대변을 본다. · 술을 잘 마시고, 술이 빨리 깬다.
잎주스	잎채소가 맞는 체질	· 대장의 길이가 길다. · 간이 작다.	· 2~3일에 한 꼴로 대변을 본다. · 술이 약하고, 숙취가 오래간다.

해당주스 먹는 법

해당주스는 하루 3번, 끼니 전에 먹습니다. 식전에 먹으면 포만감을 주기 때문에 소식을 해야 하는 당뇨환자에게 도움이 됩니다. 다만, 해당주스의 경우 그렇게 먹기 좋은 맛은 아니라서 호불호가 갈릴 수 있습니다.

처음에는 비위에 맞지 않는다고 힘들어하던 사람들도 짧게는 일주일, 길게는 한 달 정도 참고 먹다 보면 대부분 재료의 새로운 맛이 느껴진다며 신기해합니다. 그러니 꾹 참고 꾸준히 먹어보세요. 평생 먹어도 괜찮다고 생각할 만큼 익숙해진 것입니다.

💡 알아봅시다!

해당주스
만드는 법

이제 소개할 뿌리주스 레시피와 잎주스 레시피는 2~3회 섭취할 수 있는 양입니다. 매일 만들기 번거롭다면 비율에 맞춰서 3~4일 분을 미리 만들어 냉장고에 보관해두었다가 덜어서 그때그때 갈아 마십니다.

뿌리주스

재료
무 200g, 우엉 50g, 도라지 40g, 연근 30g, 말린 표고버섯 4g, 대추 1개, 생강 1g

만드는 법
1 준비된 재료를 모두 깨끗이 씻어 적당한 크기로 자르고, 연근은 따로 보관한다.
2 냄비에 물 500ml와 연근을 제외한 모든 재료를 넣고 10분간 끓인다.
3 재료가 식으면 연근을 넣고 믹서로 갈아서 하루 3회 나누어 마신다.

효능

무
무를 먹으면 갈증이 멎고 음식이 잘 소화되며 기분이 상쾌해집니다. 또한 기침과 출혈을 멈추게 하고, 소독 및 해열 효과가 뛰어납니다. 기혈이 뭉친 것과 담으로 인해 발생한 열을 제거하므로 위로 치솟는 기운을 내리고 위장을 편안하게 하는 효능도 있습니다. 특히 무에는 탄수화물, 단백질, 지방을 소화시키는 효소가 모두 들어 있어 당뇨병 환자의 소화능력 회복에 꼭 필요한 식재료입니다.

우엉
우엉에 함유된 이눌린은 신장의 기능을 향상시켜 이뇨작용과 배변 활동을 돕고, 혈당과 콜레스테롤을 낮추는 데 탁월한 효과가 있어 당뇨환자에게 매우 좋습니다. 또한 풍부한 식이섬유가 장내 유산균의 활동을 원활하게 하고 배변을 촉진하여 노폐물 배출까지 도와주므로 음식중독을 해독하는 데 꼭 필요합니다.

도라지
도라지의 사포닌 성분은 기관지와 소화기 섬막의 점액 분비를 증가시켜 마른 점막을 촉촉이 적셔줍니다. 당뇨환자에게 도라지가 필요한 이유는 몸에서 수분이 빠져나가는 병이 바로 당뇨병이기 때문입니다. 당뇨병으로 바싹 마르기 쉬운 점막에는 도라지가 매우 좋습니다.

연근
열과 술독을 없애고 답답한 증세를 멎게 하며, 여러 가지 혈액질환을 치료하는 데 좋습니다. 익혀 먹으면 비위를 튼튼히 하고 식욕을 돋우며, 혈액을 만들고 새살이 돋아나게 하는 효능이 있고, 생으로 먹으면 열을 내리고 어혈을 제거하는 효능이 있습니다. 당뇨환자는 속에 열이 많고 고혈당으로 어혈이 생기기 쉬우므로 연근을 생으로 먹는 것이 큰 도움이 됩니다.

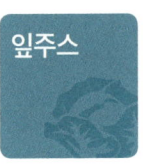
잎주스

재료
양배추 200g, 브로콜리 50g, 시금치 50g, 케일 20g, 말린 표고버섯 4g, 대추 1개, 생강 1g

만드는 법
1 준비된 재료를 모두 깨끗이 씻어 적당한 크기로 자른다.
2 냄비에 물 500ml와 함께 재료를 모두 넣고 10분간 끓인다.
3 재료가 식으면 믹서로 갈아서 하루 3회 나누어 마신다.

효능

양배추
필수아미노산과 각종 소화효소가 풍부해 위염, 위궤양에 탁월한 효과가 있고, 수면장애와 두통, 관절염에도 좋습니다. 심장에 쌓인 열이 발산되어 스트레스로 가슴이 답답한 증세를 완화시키는 데에도 효과적입니다. 당뇨환자의 경우 스트레스로 혈당이 100~200mg/dL 정도 오르는 것은 드문 일이 아닙니다. 스트레스가 많고, 또 그 스트레스로 위장병이 생긴 당뇨환자라면 양배추를 꼭 먹어야 합니다.

브로콜리
항산화제인 비타민 C와 설포라판(Sulforaphane), 인돌(Indole) 화합물은 면역력을 강화시켜 항암작용이 뛰어나고, 칼슘의 흡수를 촉진하므로 당뇨병 환자의 인슐린 분비뿐 아니라 고혈당으로 손상된 세포를 교체하고 재생하는 일에도 꼭 필요합니다.

시금치
장과 위의 열을 내려 주독과 열독을 풀어주는 효능이 뛰어나 당뇨병 환자의 장부에 쌓인 열을 내려줄 수 있습니다. 특히 시금치에는 엽록소가 매우 풍부하므로 잎주스를 만들 때 빼놓을 수 없는 재료인데, 간기능 장애, 심혈관질환, 고혈압, 변비에도 효과적입니다.

케일

혈액을 만들고 깨끗하게 하는 효과가 뛰어나서 고혈당으로 탁해진 혈액을 정화하고 새로운 혈액의 생성을 촉진하므로 당뇨병에 도움이 됩니다. 이러한 효능은 당뇨병뿐 아니라 고혈압, 동맥경화, 빈혈, 통풍에도 효과적이지요. 엽록소와 항산화성분이 풍부해 암세포의 발생을 억제하고 발암물질을 해독하며 신진대사를 촉진하는 효능이 있습니다.

말린 표고버섯

당뇨환자에게는 칼슘 섭취가 무엇보다 중요합니다. 인슐린 호르몬이 분비되기 위해서는 칼슘이 꼭 필요하기 때문입니다. 햇볕에 말린 표고버섯은 비타민 D가 풍부해 칼슘 흡수를 크게 도우므로 칼슘과 미네랄이 풍부한 해당주스에 없어서는 안 될 식재료입니다. 또한 표고버섯에는 베타글루칸 성분이 면역세포의 활성을 높여 오래된 세포를 신속히 교체해주고 외부에서 유입된 유해균이나 바이러스를 없애주는 효능이 있습니다. 표고버섯의 식이섬유는 간과 대장의 해독작용을 높이고 대변의 원활한 배출을 돕기도 합니다.

대추와 생강

대추는 소화기능을 돕고, 기력을 높이는 데 매우 좋은 약재입니다. 설사, 복통, 잘 놀라면서 가슴이 두근거리는 증상, 스트레스 과다, 신경과민, 마른기침, 입 안이 마르는 증세에 좋습니다. 생강은 항균작용과 신진대사를 원활하게 하는 데 효능이 뛰어납니다. 특히 고기나 생선의 독을 해독하는 데 좋고, 허리 및 다리의 통증과 찬 기운을 해소하는 데 도움이 됩니다. 생강과 대추를 함께 섭취하면 기운과 혈액이 조화를 이루어 신진대사가 원활해지고, 독소를 배출하는 능력이 증가됩니다. 이것이 바로 대부분의 한약처방전에 생강과 대추가 빠지지 않는 이유이기도 하지요. 해당주스를 구성하는 모든 재료들의 효능을 조화롭게 유지시켜주는 것이 대추와 생강입니다.

4

**천편일률적인 식이요법으로
하나뿐인 내 몸을 치료할 수 있을까?**

당뇨에
좋은 음식은
사람마다 다릅니다

당뇨병 판정을 받으면 제일 먼저
'당뇨에 좋다고 소문난 음식'부터 찾아 먹으려고 합니다.
하지만 이것은 오히려 해가 될 수 있습니다.
사람에 따라 혈당을 올리는 음식과
덜 올리는 음식이 다르기 때문입니다.
같은 병을 앓고 있더라도 타고난 체질과
평소 식습관에 따라 몸 상태가 천차만별입니다.
오로지 나의 혈당 수치에만 의존해서
내 몸에 맞는 음식을 찾아야 합니다.

좋고 나쁘고의 기준은 어디까지나 '나' 자신!

"TV에서 보니 당뇨병에는 고기를 먹으면 안 된다던데요?"

"저혈당이 고혈당보다 더 위험하다던데, 소식하다가 잘못되면 어떡해요?"

범람하는 정보 속에서 사람들은 어떤 것을 따라야 할지 몰라 혼란스러워합니다. 계단 오르내리기를 하면 다리 근육이 발달되어 당뇨에 좋다고 하지만, 관절염이 있는 사람이 무리하게 계단 오르내리기를 하면 무릎 관절이 더 상할 수 있습니다.

음식과 운동법 역시 마찬가지입니다. 당뇨병에 좋다고 알려진 음식이라고 해도 내 체질에 맞지 않는다면 독이 될 수 있습니다. 그러므로 정보를 선택하는 기준은 어디까지나 '당뇨병'이 아닌, '당뇨병에 걸린 나'여야 합니다.

사실 당뇨에 좋은 음식은 인터넷 검색만으로도 쉽게 찾을 수 있습니다. 현미, 메밀, 채소, 팥, 콩, 두부, 돼지감자, 여주, 당조고추, 황칠, 누에, 딸기, 수박 등 헤아릴 수 없이 많지요. 안타까운 것은 무엇을 먹을지에 대한 관심은 지대한데, 나에게 맞는 음식이 무엇인지에 대해서는 별로 관심이 없다는 사실입니다. 좋다고 소문난 음식을 있는 대로 찾아서 무조건 섭취하는 것이 오히려 당뇨병 치료에 방해가 될 수도 있다는 사실을 모르기 때문입니다. 같은 병을 앓고 있더라도 타고난 체질과 평소 식습관에 따라 몸 상태는 천차만별입니다. 그렇기 때문에 사람마다 식이요법도 다르게 시행해야 합니다.

그렇다면 이 음식이 나에게 맞는지 아닌지 확인할 수 있는 방법은 무엇일까요?

가장 확실하고도 간단한 방법은 혈당을 재어보는 것입니다. 혈당만큼 내 몸의 반응을 즉각적이고 명확하게 보여주는 것은 없지요. 앞으로도 혈당을 제외한 어떤 것도 믿어서는 안 됩니다. 혈당 수치에만 의존해서 내 몸에 맞는 음식을 찾아야 합니다.

저는 음식이 혈당을 좌지우지한다는 사실을 알아낸 후, 체질에 맞는 음식을 찾아내는 방법을 개발했습니다. 이름 하여 '음식테스트'입니다. 말 그대로 음식을 하나씩 먹어보며 혈당 변화를 살피는 방법이지요. 같은 음식이라도 체질에 따라 몸 안에서 일으키는 반응이 다르기 때문에 '어떤 음식'이 내 몸에서 '어떤 반응'을 일으키는지 알기 위해서는 스스로 실험대에 오르는 수밖에 없습니다.

저 역시 음식테스트를 통해 어떤 음식이 혈당을 올리는지, 어떤 음식이 혈당을 덜 올리는지 찾아냈습니다. 그런 후에 혈당을 많이 올리는 음식은 피하고 혈당을 덜 올리는 음식 위주로 식사를 했더니 당뇨약 없이 적정 혈당을 유지할 수 있었습니다. 그 식습관을 지금까지도 계속 이어오고 있습니다.

당뇨식이는 일반적으로 심심하고 맛이 없다는 인식이 강합니다. 하지만 음식테스트를 통해 자신의 체질에 맞는 음식을 찾아내면 혈당 조절을 하면서도 맛있는 식사를 할 수 있게 됩니다. 더 이상 맛없는 당뇨식이 때문에 스트레스를 받을 이유가 없는 것입니다.

그렇다면 이쯤에서 이런 의문이 생길 것입니다.

"세상에 식재료가 수천, 수만 가지인데 언제 그걸 다 테스트해 봅니까?"

모든 식재료를 대상으로 무조건 다 테스트를 해야 하는 것은 아닙니다. 앞에서 설명한 대로 많은 경우 중독음식을 끊고 혈당을 덜 올리는 음식으로 식단을 구성하면 곧바로 혈당이 안정됩니다. 이렇게만 해도 혈당 조절이 잘 된다면 굳이 음식테스트를 할 필요가 없습니다. 우리의 목표는 어디까지나 혈당을 떨어뜨리는 것이니까요.

하지만 반대 음식을 먹고 식단을 철저히 지켰는데도 혈당이 안정되지 않거나 어느 순간 갑자기 혈당이 올라간다면 지금 먹고 있는 식재료를 다시 의심해봐야 합니다. 그리고 지난 며칠간의 식사일기를 참고해 의심이 가는 식재료부터 음식테스트를 실시합니다.

음식테스트는 단순히 '당뇨약 끊기 3개월 프로그램'을 위해 필요한 것이 아닙니다. 당뇨환자에게 음식테스트는 당뇨약 없이 평생 혈당을 유지할 수 있는 비법입니다. 자신의 혈당을 덜 올리는 음식 몇 가지를 찾아냈다고 해서 평생 그 음식만 먹고 살 수는 없습니다. 언제든 새롭게 먹고 싶은 음식이 생긴다면 음식테스트를 해보면 됩니다.

당뇨환자라고 해서 식도락을 포기할 이유는 없습니다. 음식테스트를 습관화한다면 당뇨병이 있어도 평생 맛있는 음식을 먹고 즐길 수 있습니다.

음식테스트로
내게 맞는 음식을 찾는 법

음식테스트를 하는 방법은 생각보다 너무나 간단합니다. 한 끼에 한 가지 음식만 먹고 몸의 반응을 살피면 되지요. 음식 재료를 하나하나 먹어보고 테스트해야 하기 때문에 번거롭고 시간이 오래 걸릴 수 있습니다. 하지만 조금은 번거로울 이 과정이 여러분을 약으로부터 해방되는 길로 인도해줄 것입니다.

  환자들에게 처음 음식테스트에 대해 알려주면, 이런 테스트를 한다고 별 소용이 있겠냐는 반응을 보입니다. 하지만 직접 음식테스트를 해보고 난 후에는 다들 깜짝 놀랍니다. 음식별로 혈당이 천지 차이로 달라지는 것을 확인하게 되니 말문이 막힐 수밖에요.

매일 모든 음식을 테스트할 필요는 없습니다. 곡류나 육류 중 중독된 음식을 끊고 반대 음식을 섭취하는 것만으로도 많은 경우 혈당이 떨어집니다. 하지만 중독음식을 끊었는데도 혈당이 안정되지 않는다면, 먹고 있는 다른 음식들도 테스트를 해서 어떤 음식이 혈당을 올리는 주범인지 찾아내야 합니다. 혹은 평소 잘 먹지 않던 음식을 먹고 난 뒤 그 음식이 혈당을 올리지는 않았는지 궁금할 때 음식테스트를 해봅니다. 이제 구체적인 방법을 알려드리겠습니다.

1. 한 끼에 한 가지 음식만 먹는다.

음식테스트를 할 때는 다른 식재료를 모두 배제하고 한 가지 식재료만으로 음식을 만들어 먹습니다. 여러 가지 식재료를 섞어 먹으면 혈당을 좌우하는 음식이 무엇인지 확인할 수 없으니까요.

2. 아침이나 저녁 식사 때 실시한다.

활동량이 많은 점심시간보다 아침 또는 저녁같이 한가로운 시간에 편하게 진행합니다.

3. 음식 종류별 정해진 식사량을 지킨다.

한 끼 식사량은 각각 육류 150g, 곡류 100g, 콩류 100g, 버섯류 150g, 잎채소 150g, 뿌리채소 200g이 적당합니다.

4. 조리 방법에는 제한이 없다.

조리 방법에는 제한이 없습니다. 굽거나 찌거나 볶거나 끓이거나 생으로 먹거나 상관이 없으며, 약간의 양념과 향신료를 이용하여 입맛에 맞도록 맛있게 요리해서 먹으면 됩니다. 단, 테스트 중에는 항상 조리 방법이 일정해야 합니다.

5. 단맛, 매운맛이 나는 양념에 주의한다.

된장, 간장, 소금, 후추, 식초, 참기름과 같은 양념은 적당히 사용해도 되지만, 설탕이나 꿀처럼 단맛이 나거나 조청, 매실청, 올리고당 등 단맛이 나는 양념은 사용을 금합니다. 고춧가루, 고추장처럼 너무 매운 양념도 사용하지 않습니다.

6. 먹은 후 3가지 인체 반응을 살핀다.

음식을 먹은 후에는 혈당, 허기감, 전체적인 신체 컨디션을 살핍니다. 물론 그중 가장 중요한 것은 혈당입니다. 공복혈당과 식후 2시간 혈당의 차가 높은 음식, 또는 식후 2시간 혈당이 높게 나오는 음식이 무엇인지 찾아서 식단에서 제외합니다.

맞지 않는 음식을 찾기 위한 음식테스트가 아닌, 새로운 음식이 몸에 맞는지 아닌지 알아보기 위한 음식테스트라면 허기감과 신체 컨디션까지 살펴야 합니다. 아무리 혈당이 잘 나와도 허기감이 심하거나 소화, 대소변, 기력 상태가 불량하면 식이요법을 지속할 수 없습니다. 이 3가지를 모두 충족시켜야 체질에 맞는 음식입니다.

7. 음식테스트 결과를 기록한다.

음식테스트를 하기 전 반드시 '음식테스트 노트'를 만듭니다. 다음의 표처럼 정리해두면 자신의 몸에 맞는 음식을 쉽게 확인할 수 있습니다. 허기감은 간단히 상·중·하로 기록하고, 신체

음식테스트

혈당 및 컨디션 / 음식 종류	식전 혈당	식후 2시간 혈당	혈당 차	허기감 (상·중·하)	신체 컨디션 (기력/소화/배변)
소고기 등심 150g	131	(166)	+35	하	기력 보통/소화 더부룩 배변 힘듦
돼지고기 목살 150g	114	139	+25	하	기력 양호/소화 보통 배변 좋음
닭고기 가슴살 150g	110	161	(+51)	중	기력 보통/소화 보통 배변 힘듦
고등어 구이 150g	125	140	+15	하	기력 양호/소화 좋음 배변 좋음
……					

* 위의 예시와 같이 식후 2시간 혈당이 가장 높거나 혈당 차가 가장 많이 나는 음식을 체크하여 식단에서 제외합니다.

컨디션은 기력, 소화, 대소변 상태 등을 적습니다.

8. 기본적인 식품부터 테스트를 진행한다.

수도 없이 많은 식재료를 모두 테스트할 수는 없습니다. 다음은 가장 흔하게 먹는 기본적인 식품을 정리한 것으로, 테스트 순서는 바꿔도 무방합니다.

육류

밥 없이 한 가지 육류만 원하는 방식으로 조리해서 한 끼 식사로 먹습니다. 단, 같은 양념, 같은 조리방식을 사용해야 혈당 변화를 정확하게 비교할 수 있습니다.

소고기 150g, 돼지고기 150g, 닭고기 150g, 오리고기 150g
생선 150g, 조개류(속살만) 150g, 오징어 또는 낙지 150g
(무게 측정 기준 : 조리 전)

곡류

반찬 없이 한 가지 곡물로 밥을 지어 먹습니다. 절대 백미를 섞으면 안 됩니다.

보리 100g, 율무 100g, 멥쌀현미 100g, 조 100g, 기장 100g
수수 100g, 귀리 100g
(무게 측정 기준 : 조리 후)

면류

한 가지 면만 원하는 양념을 곁들이고 조리해서 한 끼 식사로 먹습니다. 단, 같은 양념, 같은 조리방식을 사용해야 혈당 변화를 정확하게 비교할 수 있습니다.

당면 100g, 스파게티면 100g, 메밀면 100g
실곤약(곤약면) 200g
(무게 측정 기준 : 조리 전)

콩류

밥 없이 한 가지 콩류만 조리해서 한 끼 식사로 먹습니다. 단, 같은 양념, 같은 조리방식을 사용해야 혈당 변화를 정확하게 비교할 수 있습니다.

팥 100g, 녹두 100g, 콩 100g, 백태(메주콩) 100g
서리태 100g, 두부 100g
(무게 측정 기준 : 조리 후)

채소

밥 없이 한 가지 채소만 생으로 먹거나 조리해서 한 끼 식사로 먹습니다. 단, 같은 양념, 같은 조리방식을 사용해야 혈당 변화를 정확하게 비교할 수 있습니다.

버섯류 150g, 무 200g, 당근 200g, 우엉 200g, 연근 200g

더덕 200g, 도라지 200g, 배추 150g, 상추 150g

양배추 150g, 브로콜리 150g, 토마토 200g

(무게 측정 기준 : 조리 전)

기타

고구마 100g, 밤 100g

(무게 측정 기준 : 조리 후)

위와 같은 식재료들을 테스트해도 혈당을 올리는 원인을 찾지 못한다면 양념테스트를 실시합니다. 매우 드문 경우이긴 하지만 양념에 반응하는 환자들도 있습니다(p168 참조).

나만의 음식 목록을
만들어라

음식테스트 결과가 나왔다면 이제부터는 스스로 먹어야 할 음식과 먹지 말아야 할 음식을 구별해서 목록을 만듭니다. 음식을 섭취할 때 이 목록을 참고하면 다시 혈당이 오르는 일은 결코 없을 것입니다. 음식테스트는 반대 음식과 해당주스만으로 혈당이 완벽히 안정되지 않을 때 부족한 점을 보완하거나, 새로운 음식을 테스트하고 싶을 때 시행하면 됩니다.

이제껏 설명했듯이 당뇨병을 극복할 수 있는 방법은 사람마다 모두 다릅니다. 체질이 다르고, 먹어야 하는 음식과 금해야 하는 음식이 다르기 때문입니다. 누구에게나 통하는 정해진 방법이 있어서 그대로 따라 하기만 하면 얼마나 좋을까요. 하지만 유감스럽게도 신이 우리 모두를 다르게 만든 탓에 별 도리가 없습니다. 믿을 것은 오직 내 몸이 보여주는 반응뿐입니다. 그리고 그 반응을 잘 체크해두었다가 나만의 비법을 완성해야 합니다.

그러니 반드시 '기록'하세요. 어제 무엇을 먹었는지도 잘 기억나지 않는 판에, 어떤 음식을 먹었을 때 혈당이 얼마였고 허기감이 어땠고 컨디션이 어땠는지 기억 못 하는 것은 당연합니다. 그렇기 때문에 기록해야 합니다. 귀찮고 번거롭더라도 그 기록이 차곡차곡 쌓여 여러분의 혈당을 안정시켜줄 것입니다.

음식 목록은 평생에 걸쳐 완성해야 하는 숙제입니다. 3개월간의 과정이 끝나더라도 언제든 새로운 음식, 먹고 싶은 음식이 생기면 음식테스트를 통해 혈당을 올리지 않는지 확인하는 습관을 가져야 합니다.

믿을 수 있는 것은
혈당 수치뿐

제가 알려드릴 수 있는 것은 여기까지입니다. 어떻게 하면 내 체질에 맞는 음식을 찾아낼 수 있는지 그 방법을 알려드렸으니 나머지는 여러분의 몫입니다.

제가 숱한 음식테스트를 통해 알아낸 '혈당을 안정시키는 음식'은 오직 제 몸을 위한 것입니다. 그러니 여러분도 이제 나만의 목록을 만들어가기 바랍니다. 제가 그러했듯, 여러분 역시 이렇게 찾아낸 음식만으로 당뇨약 없이 혈당을 조절할 수 있습니다.

끝까지 기억해야 할 것은 '나에게 맞는 것은 따로 있다'는 사실입니다. 이것은 누가 가르쳐줄 수 없습니다. 스스로 내 몸의 반응을 보고 선택해야 합니다. 혈당을 올리는 원인을 찾지 못하다가 음식테스트를 통해 호두가 원인인 것을 찾아낸 환자가 있었습니다. 건강에 좋다고 챙겨 먹은 호두가 그의 혈당을 올리는 주범이었던 것입니다. 그는 스스로 호두를 먹을 때와 먹지 않았을 때를 비교해서 혈당이 50mg/dL 이상 차이 난다는 사실을 알아냈습니다. 물론 호두를 멀리하고 난 뒤부터 그 환자의 들쭉날쭉했던 혈당은 안정을 찾았습니다. 이처럼 치료의 방향은 오직 나 자신에서 시작되어야 합니다.

당뇨약을 끊는 것은 결코 쉬운 일이 아닙니다. 앞으로의 3개월은 매우 처절하고 외로운 싸움의 시간이 될 것입니다. 하지만 쉽지 않다고 해서 할 수 없는 것은 아닙니다. 당뇨약과 합병증의 위험에서 벗어나고 싶다면, 자신을 믿고 도전해보세요.

이 외로운 싸움에서 의지할 수 있는 것이라고는 오직 '혈당 수치' 하나뿐입니다. 혈당계가 보여주는 숫자만이 단 하나의 전략이자 승리의 척도가 될 것입니다.

5

당뇨약 끊기 3개월 프로그램

3개월 동안은
꼭 이렇게
해야 합니다

3개월이라는 시간은 매우 짧은 기간입니다.
아주 혹독하게 해야 합니다! 아주 절실해야 합니다!
지금부터 알려드릴 프로그램은
고생을 각오해야 성공할 수 있는 프로그램입니다.
그래야 짧은 3개월 안에 몸의 균형을 되찾고
췌장의 기능을 향상시킬 수 있습니다.

절박함이 없다면
차라리 시작하지 마라

"먹고 싶은 마음을 자제하기가 너무 어려워요."

"갑자기 소식하려니까 허기지고 힘이 없네요."

"규칙적으로 식단을 챙겨 먹는 게 어디 쉬운가요?"

"너무 맛이 없어서 해당주스를 도저히 못 먹겠어요."

"탄수화물을 끊으니까 짜증이 치솟아요."

"모임이 잦은데 그때마다 식단을 어떻게 지키죠?"

앞으로 3개월 동안 많은 고비가 찾아올 것입니다. 좋아하는 음식, 익숙한 음식을 갑자기 멀리해야 하는 스트레스는 생각보다 만만치 않습니다. 안 먹던 음식을 먹어야 하기 때문에 자연스럽게 식사량이 줄어들고, 그래서 허기가 지고 힘도 딸립니다. 맛없는 해당주스를 매끼 챙겨 먹는 것도 고역입니다.

탄수화물이나 고기에 중독된 사람이 갑자기 음식을 끊으면 감정 조절도 쉽지 않습니다. 하지만 이 고비들을 하나하나 넘기고 3개월 동안 프로그램을 철저히 따르면 내 몸과 마음에 놀라운 변화들이 생깁니다. 그러니 믿고 따라오시기 바랍니다.

처음 당뇨환자에게 음식중독의 원리와 치료 과정에 대해 설명하면 대부분 수긍하고 잘 따라오겠노라 다짐합니다. 하지만 막상 치료를 시작하면 첫날의 약속은 온데간데없고 자기 마음대로 행동하는 환자들이 적지 않습니다. 김밥을 먹지 말라고 해도 짧은 점심시간 안에 먹을 게 김밥뿐인데 어떻게 하냐며 꿋꿋이 먹는 사람도 있고, 어지러울 때마다 당이 떨어져서 그런 것 같다며 꿀단지를 숨겨놓고 먹던 환자도 있었습니다. 기운이 없다는 이유로 보약이나 강장제를 몰래 복용하는 환자도 있었으니 더 말해 무엇 하겠습니까!

이런 사람들에게는 공통점이 있습니다. '당뇨약 끊기 3개월 프로그램'을 제대로 이해하지 못했다는 것입니다. 당뇨약 끊기 3개월 프로그램의 최종 목표는 단순히 당뇨약을 끊는 것이 아닙니다. 우리의 목표는 3개월 안에 자신의 체질에 맞게 식습관을 철저히 바꾸는 것입니다. 한마디로 내 몸을 길들이는 것이지요. 혈당 문제를 해결해주는 '해당식단'을 잘 지키고 생활습관을 바로잡으면 당뇨약은 자연스럽게 끊을 수 있습니다.

'3개월이면 당뇨약을 끊을 수 있다!'

당뇨환자에게 꽤 매력적인 말입니다. 그러나 결코 호락호락한 일은 아닙니다. 익숙한 습관을 바꾸는 데는 고통이 따르는 법입니다. 하지만 도중에 포기하지만 않는다면 충분히 가능합니다.

여러분도 해낼 수 있습니다. 딱 3개월만 자기 자신과 싸워 이겨보세요. 이를 통해 삶이 바뀌는 놀라운 경험을 하게 될 것입니다.

내 체질에 안 맞는 음식 끊기

당뇨약을 끊기 위해 가장 중요한 것은 '음식 끊기'입니다. 본인이나 가족이 당뇨병으로 판정되면 흔히 하는 일이 당뇨병에 좋은 음식을 찾는 것입니다. 하지만 당뇨병의 원인이 되었을지 모르는 지난날의 식습관을 그대로 유지한 채 당뇨병에 좋은 음식만 찾아 먹어봐야 아무 소용이 없습니다. 당뇨병은 좋은 것을 먹는 것보다 먹지 말아야 할 음식을 피하는 것이 훨씬 더 중요하기 때문입니다.

하지만 이것만큼 어려운 일도 없지요. 한의사인 저 역시 그랬으니까요. 치료 중인 당뇨환자들이 가장 힘들어하는 것도 '지금껏 좋아했던 음식을 끊는 것'입니다. 그러나 힘든 만큼, 이것을 잘 지킬 경우 혈당이 눈에 띄게 안정됩니다.

3개월 동안은 기본적으로 다음의 음식을 끊어야 합니다.

혈당 높이는 음식

곡류중독이든 육류중독이든 대다수 환자들의 혈당을 올리는 음식이 있습니다. 3개월 동안은 이것을 먹으면 안 됩니다. 물론 이후에도 되도록 섭취하지 않는 것이 좋습니다.

흰쌀밥

한국인에게 가장 많은 곡류중독의 첫 번째 원인이 바로 흰쌀밥입니다. 흰쌀밥은 사실상 탄수화물 덩어리입니다. 탄수화물의 다른 이름은 '당'이고, 이 당은 또 설탕이라 불리기도 합니다. 우리는 끼니마다 한 그릇 가득 '설탕'을 먹고 있는 것이나 다름없습니다. 지금 당장 밥상에서 흰쌀밥부터 없애야 합니다.

밀가루

밀가루 역시 흰쌀과 마찬가지로 탄수화물 덩어리입니다. 빠르게 소화·흡수되기 때문에 혈당도 급격히 올라가지요. 흰 밀가루로 만든 음식은 절대 금해야 합니다.

설탕/액상과당/올리고당

설탕이 당뇨병에 좋지 않다는 것은 누구나 다 아는 사실입니다. 액상과당과 올리고당 또한 마찬가지입니다. 액상과당은 각종 청량음료 및 과일주스 류에 많이 들어 있는 감미료로 설탕을 분해해서 시럽 형태로 만든 것인데, 설탕보다 저렴하지만 단맛은 더 강합니다. 설탕보다 입자가 작기 때문에 체내 흡수도 훨씬 더 빠르지요. 따라서 당뇨환자는 절대 섭취를 금해야 합니다. 올

> **TIP 고추장은 당뇨병에 괜찮을까?**
>
> 시중에서 판매되는 고추장에는 대부분 설탕과 함께 당뇨환자의 또 다른 금기식품인 찹쌀가루나 쌀가루, 밀가루가 첨가되어 있습니다. 특히 횟집에서 나오는 초고추장에는 설탕보다 더 안 좋은 액상과당이 첨가된 경우가 많지요. 고추 자체도 문제입니다. 고추의 매운맛 성분인 캡사이신이 식욕을 자극해 과식으로 이어질 수 있습니다.

리고당은 비교적 괜찮다고 알고 있는 사람들이 많은데, 단맛이 설탕에 비해 약하다 보니 오히려 더 많은 양을 사용할 수 있으므로 주의해야 합니다.

과일

과일은 고혈당을 유발하는 주범 중 하나입니다. 따라서 3개월 간은 모든 과일도 금지입니다. 그렇다고 평생 과일을 먹지 말라는 말은 아니니 너무 놀라지 마세요.

과일의 당분은 다당류 형태여서 단순당인 설탕처럼 혈당을 급격히 올리지는 않습니다. 하지만 당뇨환자는 반드시 혈당이 잘 조절될 때만, 그것도 식후가 아닌, 식전 또는 식간에만 적당히 먹어야 합니다.

박수칠 만큼 열심히 해당식단을 실천해도 혈당이 잘 조절되지 않는 환자들을 살펴보면 거의 예외 없이 과일을 보약으로 알고 섭취하고 있습니다. 당뇨환자에게 과일은 영양소의 보고이기 전에 당의 공급원이라는 사실을 기억해야 합니다.

과일은 무조건 금할 수도 없고 무조건 허락할 수도 없는 음식입니다. 제가 아무리 한의학적으로 해석하려 해도 해석할 수 없는 사건이 많았던 음식이지요. 같은 체질의 환자인데도 어떤 분은 수박 한 쪽에 혈당이 내려가고, 어떤 분은 혈당이 300mg/dL로 치솟았습니다. 그러니 당뇨약 끊기 3개월 프로그램을 하는 동안에는 과일을 잠시 멀리하고, 이후에는 테스트를 통해 자신의 혈당을 덜 올리는 과일을 찾아서 섭취하기 바랍니다.

떡, 감자, 고구마 등 식사 대용 탄수화물 식품

인스턴트식품이나 고기는 좋아하지도 않고 간식도 옥수수나 감자 같은 자연식품만 먹는데, 왜 당뇨병에 걸렸는지 모르겠다고 하소연하는 사람들이 의외로 많습니다.

탄수화물은 대사과정을 거치면 포도당으로 분해됩니다. 종류에 따라 혈당을 천천히 혹은 빨리 올리는 차이는 있을 수 있지만, 결과적으로 혈당을 올린다는 면에서는 같지요. 그리고 떡이나 감자, 고구마로 식사를 대신할 때, 대부분 그 식품 한 가지만 섭취하는 경우가 많습니다. 다양한 반찬을 곁들여 식사할 때와 비교하면 영양 구성 면에서 매우 빈약합니다.

매실청, 오미자청 등 각종 청류

청류는 설탕에 재운 과실을 말합니다. 효소 혹은 발효라는 이름으로 포장되어 건강식품으로 크게 유행하기도 했지만, 당뇨환자는 절대 금해야 합니다. 당뇨병 환자는 설탕도, 과실도 모두 먹어서는 안 되니까요.

술이나 식초가 아닌 이상 설탕이나 포도당, 과당 성분은 아무리 오래 두어도 결코 사라지지 않습니다. 청류에 설탕을 넣는 이유는 과실에서 추출된 성분을 오랫동안 보관하기 위해서입니다. 일종의 방부제 역할인 셈이지요. 50% 이상 고농도의 설탕물에서는 아무리 좋은 균이라도 번식하지 못하기 때문에 그 안에서 발효가 일어나거나 효소가 만들어지지 않습니다.

중독음식

당뇨약 끊기 3개월 프로그램을 하는 중에는 곡류중독과 육류중독 여부에 따라 중독된 음식을 완전히 끊어야 합니다. 짧은 기간 안에 음식중독에서 보다 빨리 벗어나기 위해서입니다. 그런데 곡류중독 환자에게 곡류를 끊어야 한다고 말하면 이렇게 묻는 경우가 간혹 있습니다.

"곡류를 끊으라고요? 그럼 우리 몸에 필요한 탄수화물은 어디서 얻지요?"

탄수화물은 밥, 면, 빵, 떡, 과자 등에서만 얻을 수 있는 것이 아닙니다. 매 끼니 섭취해야 하는 채소에서도 탄수화물을 얻을 수 있지요. 그러니 곡류를 끊는다고 해서 영양 불균형을 걱정할 필요는 없습니다. 육류중독도 마찬가지입니다. 육류를 먹지 않아도 콩이나 두부 같은 식물성 단백질을 통해 우리 몸에 필요한 최소한의 단백질을 얻을 수 있습니다.

지금까지
안 먹던 음식 먹기

음식중독으로 무너진 체내의 불균형을 바로잡기 위해서는 이제부터 반대로 먹어야 합니다. 곡류중독이었다면 곡류 대신 육류를 먹고, 육류중독이었다면 육류 대신 곡류를 먹는 것이지요.

중독음식을 끊는 것만큼 안 먹던 음식을 먹는 것도 힘든 일입니다. 하지만 이 규칙을 잘 지켜야만 쌓인 독을 풀어내고, 몸속 균형을 되찾을 수 있습니다.

곡류중독 당뇨환자는 곡류 대신 육류를

곡류중독 당뇨환자에게 가장 필요한 음식은 고기입니다. 고기는 성인병의 주범인 것처럼 오랜 시간 오해를 받아왔지만, 세계의 수많은 의료진들은 암을 비롯한 여러 질병을 치료하고 예방하기 위해서 고기를 반드시 먹어야 한다고 말합니다. 단, 기억해야 할 점이 있습니다. 여기서 말하는 고기란 '살코기'라는 사실입니다. 동물성 기름은 육류중독 당뇨환자뿐 아니라 곡류중독 당뇨환자에게도 좋지 않습니다.

특히 비계가 많은 삼겹살을 조심해야 합니다. 돼지고기의 단백질은 소고기보다 우수하고 돼지기름도 소기름보다 몸에 좋지만, 함유된 지방량이 너무 많아 문제입니다. 그러므로 평상시나 회식 자리에서는 삼겹살보다 목살을 선택하는 게 좋습니다. 소고기도 기름기가 많은 꽃등심이나 살치살 대신 양질의 단백질이 풍부한 우둔이나 설도와 같은 살코기 부위를 먹도록 합니다.

가장 간편하게 소고기를 먹는 방법은 짜지 않게 장조림을 해서 먹는 것입니다. 국물이 있어 살코기의 퍽퍽함을 덜어줄뿐더러 맛도 좋으니까요. 샐러드와 잘 어울리는 닭가슴살도 곡류중독 당뇨환자에게 좋은 선택입니다. 퍽퍽하고 심심한 닭가슴살도 구워서 김에 싸 먹으면 의외로 맛있습니다.

단, 콩팥이 안 좋은 당뇨병 환자는 육류, 콩류와 같은 단백질 식사를 자유롭게 할 수 없으므로 본 프로그램을 시행하기 전 반드시 주치의와 상담을 해야 합니다.

육류중독 당뇨환자는 육류 대신 곡류를

육류중독 당뇨환자는 육류를 끊고 현미밥과 채소를 먹어야 합니다. 그렇다고 곡류중독처럼 밥의 양까지 급격히 줄일 필요는 없습니다. 쌀밥을 현미밥으로 바꾸는 정도면 충분합니다. 현미는 장에서 천천히 분해되기 때문에 흰쌀만큼 혈당을 빨리 올리지 않습니다.

원래 밥을 많이 먹던 사람이라면 아무리 현미밥이라고 해도

> **TIP 찹쌀현미는 당뇨병에 괜찮을까?**
>
> 쌀밥보다 현미밥이 혈당 조절에 도움이 된다는 사실은 많이 알고 있습니다. 그러나 부드러운 식감 때문에 찹쌀현미를 먹는다면 아무 소용이 없습니다. 찹쌀현미는 혈당 측면에서 보면 현미보다 흰쌀에 더 가깝기 때문이지요. 찹쌀현미는 위장이 약해서 소화·흡수가 잘 안 되는 사람에게 맞는 식재료입니다. 당뇨환자는 절대 피해야 합니다.

밥의 양을 절반 정도로 줄여야 합니다. 여기서 말하는 현미란 멥쌀현미입니다. 소화가 잘 안 되거나 입맛에 안 맞아 현미를 못 먹겠다면 동남아 쌀인 안남미를 추천합니다. 찰기가 떨어지고 푸석푸석하게 느껴지지만 쌀밥에 비해 비교적 혈당 안정에 도움이 됩니다.

육류를 먹지 않더라도 단백질 섭취는 반드시 필요합니다. 두부와 콩 반찬으로 식물성 단백질을 충분히 공급합니다.

알아봅시다!

안 먹던 음식 맛있게 먹는 노하우

채소를 싫어하던 사람이 매 끼니 채소를 많이 먹어야 하는 것은 매우 고역스러운 일입니다. 마찬가지로 고기 누린내를 싫어하던 사람이 고기를 열심히 먹어야 하는 것도 고역이지요. 팁은 양념과 향신료에 있습니다. 양념과 향신료는 혈당에 큰 영향을 미치지 않으므로 이를 다양하게 바꿔 먹으면 매번 색다른 맛을 느낄 수 있습니다.

육류중독 : 채소를 맛있게 먹는 방법

많은 채소를 어렵지 않게 먹기 위해 환자들에게 가장 많이 추천하는 드레싱은 간장드레싱과 발사믹드레싱입니다. 식초의 신맛인 유기산은 신진대사를 활발하게 만들고 혈당을 떨어뜨리는 효능이 있습니다. 따라서 식초가 적당히 들어간 간장드레싱이나 발사믹드레싱을 채소에 뿌려 먹거나 살짝 찍어 먹으면 일석이조의 효과를 얻을 수 있습니다. 그 밖에도 파프리카나 양파를 들기름에 구워 먹으면 감칠맛이 강해져 생으로 먹을 때보다 훨씬 맛있게 먹을 수 있습니다.

- **간장드레싱**   간장, 식초, 들기름이나 올리브유를 0.5:1:1의 비율로 섞어 만든다.
- **발사믹드레싱**   발사믹식초, 간장, 포도씨유, 들깨가루를 2:0.5:2:1의 비율로 섞어 만든다.

곡류중독 : 고기를 맛있게 먹는 방법

고기 요리의 육질을 부드럽게 하고 누린내를 없애는 데는 향신료만 한 것이 없습니다. 후추, 카레, 계피, 생강, 파슬리, 바질, 월계수잎 등 종류도 다양해서 취향에 맞게 골라 먹을 수 있습니다. 대부분의 향신료는 살균효과와 항산화효과가 우수하여 우리 몸의 활성산소를 제거하는 데도 효과적입니다.

- **후추**   항균작용이 있어 육류가 상하는 것을 방지하고 혈액순환과 활성산소 제거를 도와준다. 돼지고기를 삶거나 조릴 때 살짝 뿌린다.

카레 짭조름한 맛이 고기 맛을 한층 살려준다. 커큐민 성분은 해독작용이 뛰어나고 혈액순환과 신진대사 촉진에도 도움이 된다.

생강 지방 분해효소가 들어 있어 고기의 소화를 촉진한다. 고기 요리에 저미거나 갈아서 넣으면 살균효과도 얻을 수 있다.

계피 혈액순환을 촉진시키는 효능이 있어 당뇨환자에게 더욱 좋다. 고기조림을 할 때 넣으면 누린내를 없애는 데 효과적이다.

바질 소화불량을 돕고 머리를 맑게 하여 두통을 완화시킨다. 닭가슴살에 바질을 넣어 재워두면 비린내를 없앨 수 있다.

파슬리 베타카로틴과 철분, 비타민이 풍부하며, 돼지고기나 생선의 비린 맛을 없애는 데 효과적이다. 고기를 먹고 난 후 입 냄새 제거에도 좋다.

월계수잎 소화를 돕고 신경통 완화에 효과가 있다. 닭고기나 돼지고기를 삶을 때 한 장 정도 넣어주면 잡내를 효과적으로 없앨 수 있다.

3개월 당뇨식이는 '해당식단'으로

"평생 이렇게 먹어야 하나요?"

당뇨환자에게 3개월간 따라야 하는 해당식단을 알려주면 가장 많이 듣는 질문 중 하나가 바로 이것입니다. 이렇게 엄격한 식단을 평생 유지해야 한다면 저도 실패했을 것입니다.

3개월 뒤 혈당이 안정되면 금지했던 음식들을 다시 조금씩 먹을 수 있고, 하루 한두 끼 정도는 일반식을 먹어도 괜찮습니다. 어떤 음식이 혈당을 치솟게 하는지 알았으니, 내 몸이 알려준 가이드만 숙지하면 다시 자연스러운 일상의 식사로 되돌아갈 수 있습니다. 그러니 그런 걱정과 두려움은 내려놓아도 좋습니다.

3개월 동안 실천해야 하는 해당식단의 기본 지침은 다음과 같습니다.

> **<해당식단의 기본 지침>**
>
> **첫째,** 중독음식을 끊고 반대 음식을 먹는다.
> **둘째,** 두부와 콩 요리로 식물성 단백질을 충분히 섭취한다.
> **셋째,** 채소와 해조류로 해독효과를 촉진한다.
> **넷째,** 허기가 느껴지면 간식을 먹는다.

곡류중독의 해당식단

앞으로 3개월은 곡류를 금합니다. 매끼 식전에 해당주스를 먹고 단백질(육류, 두부, 콩 반찬)과 채소 위주로 식사를 합니다. 일부러 식사량을 줄이지 않아도 평소 좋아하지 않던 음식을 먹어야 하기 때문에 식사량은 자연스럽게 줄어듭니다. 공복감이 심하면 빵이나 밀가루 같은 중독음식을 찾게 될 가능성이 높아지므로 허기질 때는 중간중간 간식을 먹습니다. 간식으로는 삶은 달걀

곡류중독의 해당식단

	아침	점심	저녁	간식
해당주스	뿌리주스 혹은 잎주스	뿌리주스 혹은 잎주스	뿌리주스 혹은 잎주스	삶은 달걀 견과류 토마토
주식	고기, 두부 요리	고기, 두부 요리	고기, 두부 요리	
부식	채소, 해조류 동치미, 콩 반찬	채소, 해조류 동치미, 콩 반찬	채소, 해조류 동치미, 콩 반찬	

이나 견과류, 토마토를 허기가 가실 정도로만 먹습니다.

곡식 위주로 먹던 사람이 단백질 위주로 식사를 하면 장에 가스가 차기 쉽습니다. 이때 유산균 제제를 섭취하면 도움이 됩니다. 단, 유산균 제제를 선택할 때는 단맛을 내는 첨가물이 들어있지 않은지 잘 살펴야 합니다. 일반적으로 과립형이나 분말형에는 맛을 좋게 하기 위해 식품첨가물을 넣는 경우가 많으므로 알약 형태의 유산균 제제를 추천합니다.

식사 지침

· 고기는 살코기 위주로 먹는다.
· 고기 대신 콩이나 두부만 먹어서는 안 된다.

- 고기나 두부는 입맛대로 조리해 쌈채소에 싸 먹거나 구운 채소를 곁들여 먹는다. 단, 양념은 너무 짜고 맵거나 달지 않도록 주의한다.
- 채소는 익히거나 생으로 먹거나 상관없다.
- 우엉, 파프리카, 양파는 매끼 꼭 먹는다.
- 간식은 허기가 질 때마다 먹어도 되지만, 되도록 하루 3회 이내로 제한한다.

육류중독의 해당식단

앞으로 3개월 동안은 육류를 금합니다. 매끼 식전에 해당주스를 먹고 현미밥과 식물성 단백질, 채소로 식단을 구성합니다. 특히 근육량 유지를 위해 콩이나 두부 같은 식물성 단백질을 꼭 섭취해야 합니다. 식감 때문에 찹쌀현미를 먹는 경우가 많은데, 찹쌀현미는 혈당 상승이 흰쌀밥과 비슷하므로 당뇨환자는 피해야 합니다. 현미밥을 처음 먹으면 더부룩한 느낌이 들 수 있습니다. 이때는 물김치나 나박김치, 동치미 등을 함께 먹으면 소화가 잘 됩니다.

해당식단을 진행하면 일부러 식사량을 줄이지 않아도 평소 좋

육류중독의 해당식단

	아침	점심	저녁	간식
해당주스	뿌리주스 혹은 잎주스	뿌리주스 혹은 잎주스	뿌리주스 혹은 잎주스	현미차 미강주스 견과류 토마토
주식	현미밥, 두부 요리	현미밥, 두부 요리	현미밥, 두부 요리	
부식	채소, 해조류, 동치미, 콩 반찬	채소, 해조류, 동치미, 콩 반찬	채소, 해조류, 동치미, 콩 반찬	

아하지 않던 음식을 먹어야 하기 때문에 식사량이 자연스럽게 줄어듭니다. 그러나 평소 식사량이 많았다면 의식적으로 밥의 양을 절반 정도로 줄여야 합니다. 고기를 끊고 식사량을 줄이면 허기가 심할 수 있으므로 간간히 간식을 먹습니다. 간식으로는 허기가 가실 정도의 현미차나 미강주스, 견과류, 토마토가 적당합니다. 육류중독이라도 필수아미노산 섭취를 위해 삶은 달걀은 간식으로 허용합니다.

식사 지침

· 현미는 멥쌀현미와 발아현미만 먹고 찹쌀현미는 금한다.
· 두부는 입맛대로 조리해 쌈채소에 싸 먹거나 구운 채소를

곁들여 먹는다. 단, 양념은 너무 짜고 맵거나 달지 않도록 주의한다.
· 채소는 익히거나 생으로 먹거나 상관없다.
· 우엉, 파프리카, 양파는 매 끼니 꼭 먹는다.
· 간식은 허기가 질 때마다 먹어도 되지만, 되도록 하루 3회로 제한한다.

> **TIP 허기감을 없애주는 간식**
>
> 허기감은 해당식단을 유지하는 데 가장 큰 장애물 중 하나입니다. 3개월 프로그램을 무사히 끝내기 위해서는 허기를 잘 달래는 것이 관건이라 해도 과언이 아닙니다. 배가 고플 때는 무조건 참지 말고 포만감을 주면서도 혈당은 크게 올리지 않는 간식을 먹습니다. 식이섬유와 수분이 많은 토마토, 오이, 가지 같은 채소나 아몬드, 잣, 호두, 피스타치오 같은 견과류를 항시 챙겨두고 조금씩 먹으면 좋습니다. 단, 견과류는 지방 함량도 높으므로 하루 40g 정도로 제한합니다.

🔍 **알아봅시다!**

밥상닥터 신동진의
당뇨요리 베스트 6

곡류중독에 좋은 요리 3

소고기채소말이

비타민이 풍부하고 칼로리가 낮은 삼색 파프리카와 베타카로틴이 풍부한 당근, 콜레스테롤을 낮춰주는 팽이버섯 등이 들어 있어 식감이 아삭하고 맛있습니다. 각종 채소의 효능을 한꺼번에 얻을 수 있고 단백질이 풍부한 소고기까지 함께 즐길 수 있으니 금상첨화입니다.

재료
소고기(지방이 없는 부채살) 50g, 팽이버섯 1/5봉, 당근 1/5개, 청피망 1/4개, 노랑 파프리카 1/4개, 빨강 파프리카 1/4개, 갈릭소금, 허브믹스

만드는 법
1 소고기는 키친타월로 핏물을 제거한 후 갈릭소금과 허브믹스를 적당히 뿌려둔다.
2 당근, 청피망, 파프리카는 가늘게 채 썬다.
3 소고기를 펴고 그 위에 팽이버섯, 당근, 청피망, 파프리카를 한 줌 크기로 올려 김밥을 말 듯 돌돌 말아준다.
4 달군 프라이팬에 기름을 두르지 않고 3을 구워낸다.

닭가슴살새송이볶음

닭가슴살은 비장과 위장을 튼튼하게 하기 때문에 허약 체질에 좋은 식재료입니다. 특히 닭가슴살에는 리놀렌산이 풍부한데, 혈중 콜레스테롤을 낮추는 작용이 있습니다. 여기에 비타민 B6와 식이섬유가 풍부한 새송이버섯을 함께 먹으면 체중 조절과 혈당 조절에 도움이 됩니다.

재료
닭가슴살 100g, 새송이버섯 1개, 간장 1/2큰술, 마늘 20g, 포도씨유 약간, 파슬리가루 약간, 기호에 따라 바질 약간

만드는 법
1 닭가슴살은 얇게 슬라이스하고 새송이버섯도 비슷한 모양으로 썬다.
2 마늘은 편썰기를 한 다음 새송이버섯과 함께 프라이팬에 기름 없이 노릇하게 굽는다.
3 다 구워진 새송이버섯과 마늘을 프라이팬 한쪽으로 밀어놓고 포도씨유를 살짝 두른 후 닭가슴살을 굽는다. 이때 기호에 따라 바질을 약간 넣는다.
4 닭가슴살까지 다 구워지면 간장을 넣고 재빨리 한 번 볶아낸다.
5 그릇에 담고 위에 파슬리가루를 뿌린다.

곤약오징어샐러드

곤약은 칼로리가 낮으면서 포만감을 주는 식재료이며, 혈당을 낮추는 효과도 있습니다. 여기에 단백질과 타우린이 풍부한 오징어와 아삭한 채소를 곁들이면 칼로리는 낮으면서 해독효과는 탁월한 요리가 완성됩니다.

재료
실곤약 800g, 오징어 1마리, 빨강 파프리카 1개, 노랑 파프리카 1개, 새싹채소 1팩, 양파 1/2개, 방울토마토 5개

샐러드소스
간장 2큰술, 식초 2큰술, 참기름 4큰술, 포도씨유(카놀라유 대체 가능) 2큰술, 다진 마늘 2큰술, 굴소스 1/2큰술

만드는 법
1 샐러드소스 재료들을 모두 섞어둔다.
2 실곤약은 끓는 물에 살짝 데친 후 헹구어 물기를 제거한다.
3 파프리카와 양파는 채 썬 다음 찬물에 담가 매운맛을 제거한다.
4 오징어는 손질해서 껍질을 벗기고 칼집을 넣어 끓는 물에 데친다.
5 실곤약에 샐러드소스를 부어서 버무린다.
6 접시에 실곤약, 파프리기, 양파, 오징어를 먹기 좋게 담는다.
7 6에 새싹채소와 방울토마토를 곁들인다.

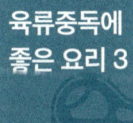

두부카나페

두부는 고기 섭취를 줄여야 하는 육류중독 당뇨환자에게는 훌륭한 육류 대체시품이며, 탄수화물 섭취를 줄여야 하는 곡류중독 당뇨환자에게는 건강한 단백질을 제공하는 만능 식재료입니다.

재료
두부 1모, 애호박 1/4개, 빨강 파프리카 1/4개, 노랑 파프리카 1/4개, 볶은 콩가루 약간, 포도씨유 약간

양념
굴소스 1/2큰술, 간장 1작은술, 후추 약간, 참기름 1작은술, 미림 1작은술

만드는 법
1 두부는 4~5cm 크기로 깍둑썰기 해서 키친타월로 물기를 제거한다.
2 팬에 포도씨유를 두르고 두부를 사방으로 노릇노릇하게 구워낸다.
3 애호박은 껍질 부분만 5mm 두께로 도려낸 후, 가늘게 채 썬다.
4 파프리카도 가늘게 채 썬다.
5 분량대로 양념장을 만든다.
6 팬에 기름을 두른 후 애호박과 파프리카, 양념장을 넣고 볶는다.
7 그릇에 두부를 담고 그 위에 볶은 채소를 올린다.

두부스테이크

동의보감에 의하면 콩은 독초를 잘못 먹었을 때 해독제로 사용될 만큼 해독효과가 뛰어나며, 혈당을 조절해주는 식이섬유도 풍부합니다. 콩으로 만든 두부 역시 풍부한 단백질과 육류와 비교해도 손색없는 아미노산 함량으로 당뇨환자에게 매우 적합한 식품입니다.

재료
단단한 두부 1모, 달걀 3개, 당근 80g, 양파 1/2개, 연근 4조각, 우엉 80g, 포도씨유 약간, 후추 약간

만드는 법
1 각종 채소들을 잘게 다져 준비한다.
2 두부를 깨끗한 면보에 넣어 꼭 짜 물기를 없앤다.
3 큰 볼에 다진 채소, 두부, 달걀, 후추를 넣고 반죽한다.
4 3을 스테이크 모양으로 손으로 치대며 빚는다.
5 프라이팬에 포도씨유를 두르고 중불에 노릇하게 구워낸다.

버섯양배추롤

매일 먹어야 하는 채소를 간단하면서도 맛있게 즐길 수 있는 요리입니다. 모양은 월남쌈과 비슷하지만 라이스페이퍼 대신 양배추, 고기 대신 버섯을 이용하기 때문에 곡류중독, 육류중독 모두에게 좋습니다.

재료
표고버섯 50g, 양배추 5장, 깻잎 10장, 빨강 파프리카 1개, 노랑 파프리카 1개, 청피망 1개

표고버섯 양념
굴소스 3작은술, 참기름 1작은술

만드는 법
1 양배추를 15분 정도 삶은 뒤 채반에 받쳐 물기를 제거한다.
2 표고버섯은 가늘게 채 썬 후 분량의 양념을 넣고 볶아준다.
3 파프리카와 청피망을 채 썬다.
4 양배추를 7×8cm 크기로 잘라 펼친 후 그 위에 깻잎을 깔고 양념에 볶은 표고버섯과 파프리카를 넣고 말아준다.

매일 혈당 확인하기

혈당은 당뇨약 끊기 3개월 프로그램의 모든 향방을 결정하는 열쇠입니다. 매일 아침 기상 직후, 아침 식사 전과 식후 2시간 뒤, 점심 식사 전과 식후 2시간 뒤, 저녁 식사 전과 식후 2시간 뒤, 취침하기 직전, 이렇게 하루 총 8회 측정합니다. 혈당은 하루 8회 측정이 '기본'입니다.

혈당 측정 결과에 따라 음식을 바꾸거나 조절해야 하므로 최대한 촘촘한 간격으로 혈당을 측정합니다. 보다 정확한 측정을 위해, 식사 시간이 30분 이내라면 식사를 끝낸 시점부터 2시간 후, 식사 시간이 30분 이상 걸린다면 식사를 절반 정도 마쳤을 때를 기준으로 2시간 후에 혈당을 잽니다.

식후에 혈당을 재는 것이 쉽지 않다면 자신의 스케줄에 맞춰 매일 일정한 시간에 혈당을 재도 됩니다. 다른 사람과 비교하기 위해서 혈당을 측정하는 것이 아니기 때문에 매일 일정한 시간에 내 몸이 어떻게 반응하는지 체크할 수 있다면 식후 2시간이라는 시간에 크게 구애받지 않아도 됩니다.

식전, 식후 시간을 지켜 혈당을 측정하는 것은 매우 중요합니다. 따라서 혈당 측정 시간을 자꾸 놓치거나 잊어버린다면 알람을 설정해둡니다. 휴대폰에 있는 알람 기능을 이용하면 편리합니다. 특히 식후 2시간 혈당 체크는 일을 하다 보면 잊어버리기 쉬우니, 미리 알람을 설정해놓는 것이 좋습니다.

혈당을 재는 것은 단순히 그날 먹은 음식이 혈당을 올렸는지 아닌지 확인하기 위해서만은 아닙니다. 3개월 동안 내 몸이 어떻게 변화하고 있는지 확인하는 방법이기도 합니다. 몸이 조금씩 회복되기 시작하면 똑같은 음식을 먹어도 혈당이 떨어지는 것을 확인할 수 있습니다.

혈당이 떨어지는 것을 직접 확인하게 되면 해당식단을 지속하는 데 큰 힘이 됩니다. 나의 노력으로 병을 극복해가고 있다는 성취감에 의지가 다시 한 번 굳건해지고, 이렇게 하면 당뇨약을 끊을 수 있겠구나 하는 확신을 갖게 하지요. 따라서 똑같은 음식을 먹었다 하더라도 반드시 하루 8번 혈당을 재어 몸 상태를 확인하도록 합니다.

> **TIP 혈당 체크 시 통증 줄이는 방법**
>
> 매일 8회 이상 손가락에 바늘을 찔러 혈당을 측정하는 것도 스트레스라면 큰 스트레스입니다. 이때는 신경이 많이 분포되어 있는 손가락 정중앙 라인을 피해 바늘을 찌르면 통증을 최대한 줄일 수 있습니다. 손으로 물건을 잡을 때 가장 먼저 닿는 부위가 신경이 가장 많은 곳이니 이 부위를 피해 채혈해보세요. 손가락을 지나는 혈관도 손가락의 정중앙이 아닌 옆에 더 많이 분포합니다. 따라서 손가락 옆 라인을 찌르면 통증은 덜하면서 보다 쉽게 혈액을 얻을 수 있습니다.

그래도 혈당이
떨어지지 않는다면

개인에 따라 차이가 있지만 보통 한 달 정도 해당식단을 시행하면 중독되었던 혈액과 세포들이 해독되면서 혈당이 안정되기 시작합니다. 하지만 한 달이 지나도 만족할 만큼 혈당이 떨어지지 않는 경우도 있지요.

혈당이 지지부진하게 떨어진다면 음식테스트를 통해 뭔가 다른 원인이 있지 않은지 찾아봐야 합니다. 중독음식을 끊었는데도 혈당이 떨어지지 않는다면 중독된 음식 외에도 혈당을 올리는 음식을 섭취하고 있다는 의미입니다. 음식테스트를 통해 어떤 음식이 혈당을 올리고 있는지 찾아내야 합니다.

가장 먼저 확인해야 할 것은 중독음식 대신 먹고 있는 반대 음식입니다. 즉, 곡류중독 환자라면 육류부터 음식테스트를 실시하고, 육류중독 환자라면 현미부터 음식테스트를 실시합니다. 만약 테스트 결과 현미가 혈당을 올린다면, 다른 곡류를 한 가지씩 테스트해서 주식으로 삼을 곡류를 찾아냅니다.

육류나 곡류에서 혈당을 올리는 식재료를 찾았다면 해당 음식을 제한하면서 다시 혈당 변화를 확인합니다. 그래도 혈당이 떨어지지 않는다면 부식으로 섭취하고 있는 채소류와 콩류를 테스트해보고, 마지막으로 양념 종류를 확인합니다.

음식테스트 순서

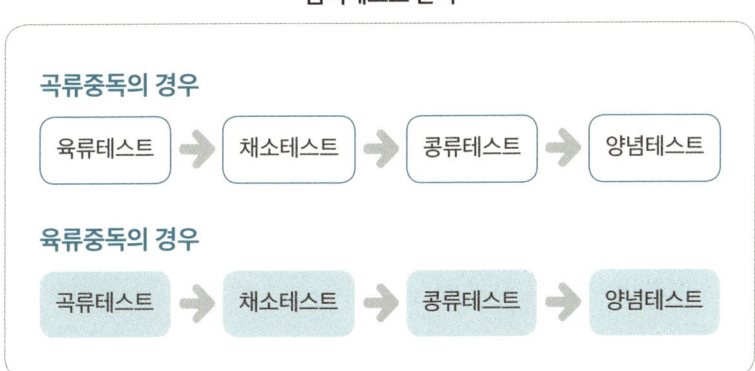

간혹 아무리 음식을 가려 먹어도 혈당 조절이 되지 않는 사람들이 있습니다. 올리브오일이나 소량의 소금 등 양념에 반응하는 경우로, 전체 환자의 3% 미만에서 매우 드물게 나타나지요. 음식테스트를 할 때 음식별 혈당 차이가 뚜렷하지 않거나 식이요법을 해도 혈당이 안정되지 않는다면 식재료가 아닌 특정 양념 때문일 수 있으므로 이때는 양념테스트를 해봐야 합니다. 특히 같은 식재료로 테스트를 하는데 결과가 매번 다르거나 모호하다면 식재료만의 문제가 아닐 수도 있습니다. 양념도 충분히 혈당을 올리는 원인이 될 수 있으므로 간과해서는 안 됩니다.

우선 음식테스트를 통해 비교적 혈당을 적게 올렸던 식재료를 한 가지 선택합니다. 그런 다음 아침이나 저녁 중 테스트할 식사 시간을 정해, 매일 같은 시간대에 같은 재료로 양념만 바꿔서 조리한 후 먹습니다. 그래야 결과의 정확도가 올라갑니다.

음식테스트를 할 때와 마찬가지로 식전혈당과 식후 2시간 혈당, 허기감, 신체 컨디션 등을 체크해서 살펴보면 어떤 양념이 원인인지 찾아낼 수 있습니다. 집에서 쓰는 모든 양념을 노트에 미리 적으면 빼놓지 않고 모든 양념을 테스트할 수 있습니다.

양념테스트

음식 종류 \ 혈당 및 컨디션	식전 혈당	식후 2시간 혈당	혈당 차	허기감 (상·중·하)	신체 컨디션 (기력/소화/배변)
소금					
간장					
된장					
고추장					
식초					
참기름					
들기름					
올리브유					

매일 식사일기를 쓰자

 앞으로는 반드시 매 끼니 식사일기를 써야 합니다. 식사일기는 당뇨환자에게 꼭 필요한 습관이므로, 평생 습관으로 만들어야 한다는 표현이 좀 더 정확할지 모릅니다.

 믿을 수 있는 것은 내 몸이 말하는 반응뿐입니다. 그러므로 그 반응을 잘 체크해두었다가 나만의 당뇨비법을 완성해야 합니다. 무엇을 먹었는지, 혈당이 어땠는지, 체중은 어떤지 써내려간 매일의 기록들은 차곡차곡 쌓여 약 없이도 혈당을 안정시킬 평생의 비법이 되어줄 것입니다.

식사일기를 작성할 때 중요한 것은 먹자마자 기록하는 습관입니다. 정신이 없어서 혹은 주변 사람에게 눈치가 보인다는 이유로 한꺼번에 몰아서 기록하면 한두 가지를 빠뜨릴 수 있습니다. 그렇게 되면 정확성도 떨어질 뿐 아니라 일일이 기억해내느라 힘과 시간만 더 소요되지요. 그러니 매끼 음식을 먹고 나면, 바로 식사일기부터 쓰고 식탁에서 일어나도록 합니다. 식사일기는 앞으로 당뇨병이라는 무서운 질병을 슬기롭게 극복하는 데 가장 든든한 무기가 될 것입니다.

그렇다면 식사일기에는 어떤 내용을 어떤 방식으로 채우는 것이 좋을까요?

1. 음식테스트 결과

맨 앞 장에는 음식테스트 결과를 적어둡니다. 음식별로 정리된 식전과 식후의 혈당, 허기감, 신체 컨디션 등은 앞으로 식단 구성을 할 때 유용한 자료가 됩니다. 음식테스트 결과는 곡류, 육류, 면류, 채소, 콩류, 양념 등 식품별로 모아서 정리를 하는 것이 좋습니다. 식재료들이 뒤죽박죽 섞여 있으면 내 몸에 맞는 식재료를 한눈에 파악하기 어렵습니다.

2. 매일의 식사일기

음식테스트 뒤에는 매일의 식사일기를 꼼꼼하게 적습니다. 반드시 기록해야 하는 항목으로는 아침, 점심, 저녁 식사 시 섭취한 음식의 종류와 섭취량, 식전혈당과 식후 2시간 후의 혈당, 허기감, 신체 컨디션입니다. 매일 아침 체중의 변화를 살펴보는 것도 중요합니다. 여기에 매일 해야 할 운동량을 정해놓고 실천 여부를 함께 기록하면 여러 가지 변수에 따른 혈당의 변화를 상세하게 살펴볼 수 있습니다.

3. 나만의 레시피

식사일기 한 편에 나만의 레시피를 적을 수 있는 공간을 따로 만들어두면 편리합니다. 내 몸에 맞는 식재료로 식단을 구성하다 보면 새로운 요리가 탄생하기도 하는데, 스스로 개발한 레시피를 적으며 내 것으로 만들어가는 재미가 꽤나 쏠쏠합니다.

부득이하게
외식을 해야 한다면

사실 3개월 프로그램을 하는 동안 외식은 금물입니다. 방법은 도시락밖에 없습니다. 그러나 도시락을 싸야 한다고 말하면 대부분의 환자들이 난색을 표합니다. 직장 생활을 하다 보면 각종 미팅과 회식 때문에 도시락을 싸 갖고 다니는 것은 불가능하다는 것이지요.

그럴 때 저는 당뇨병이 아니라 암에 걸렸다고 생각하라고 말씀드립니다. 이대로 당뇨병을 방치했을 때 발생할 수 있는 합병증과 불행한 미래에 대해 걱정되는 점도 말씀드리지요.

불가능한 것은 없습니다. 의지만 있다면 어떤 생활습관이든 바꿀 수 있습니다. 3개월 후에 죽을지도 모른다면 도시락을 싸는 일 따위가 무슨 대수일까요? 모든 것은 여러분의 의지에 달려 있습니다.

도시락을 싸야 하는 이유는 췌장의 기운을 차곡차곡 쌓아올리기 위해서입니다. 해당식단을 잘 지키다가 일반식을 하게 되면

곡류중독 당뇨환자의 외식 요령

종류	추천 음식	주의할 점
한식	두부 요리, 생선구이, 설렁탕 갈비탕, 추어탕, 대구탕, 삼계탕	· 밥은 먹지 않고 주 요리와 반찬만 먹는다. · '밥을 먹지 않으면 식사를 한 것 같지 않다'는 편견을 깬다.
양식	스테이크, 닭가슴살샐러드	· 밀가루가 들어간 음식은 되도록 피한다. · 단맛이 들어간 소스는 먹지 않는다.
중식	마파두부밥, 고추잡채밥	· 밥을 빼고 먹는다. · 기름진 음식이나 면류는 먹지 않는다. · 짬뽕이 먹고 싶다면 삼선짬뽕밥을 시켜서 밥을 빼고 해산물 위주로 먹는다.
일식	회	· 밥은 먹지 않는다. · 초밥은 회만 벗겨 먹는다. · 초고추장은 설탕이 들어 있으므로 피한다. 그 밖에 간장이나 된장 양념은 소량이라면 상관없다.

그동안 쌓아둔 췌장의 기운이 한꺼번에 소진될 수 있습니다. 잘못된 한 번의 식사로 공든 탑이 무너질 수도 있는 것입니다. 실제로 환자 한 분은 외식 한 번으로 혈당이 오른 뒤 다시 내리는 데 10여 일이나 걸렸습니다.

살다 보면 도시락을 준비할 수 없는 상황이 분명히 있습니다. 도저히 빠질 수 없는 회식 자리도 생길 수 있습니다. 어쩔 수 없는 부득이한 경우라면 절대 잊지 말아야 할 것이 있습니다. 바로

육류중독 당뇨환자의 외식 요령

종류	추천 음식	주의할 점
한식	두부 요리, 보리비빔밥, 김치찌개 된장국, 버섯전골, 콩고기 요리 청국장, 만둣국	· 현미밥이나 보리밥이 나오는 식당을 미리 알아둔다. · 고기로 우린 국물이나 고기가 들어 있는 메뉴는 먹지 않는다.
양식	해산물이나 고기가 들어가지 않은 토마토스파게티, 알리오올리오스파게티, 고기나 해물이 들어가지 않은 샐러드, 두부스테이크	· 스파게티는 과식하지 않는다.
중식	채소만두, 잡채밥	· 중식은 최대한 피한다. · 물만두는 만두소가 고기 없이 채소로만 된 것으로 먹는다. · 잡채밥은 고기 빼고 요리해달라고 주문하고 밥은 먹지 않는다.
일식	메밀소바	소스에 설탕이 들어가므로 갈은 무를 듬뿍 넣고 소스 건더기만을 취하여 소바에 얹어 먹는다.

'절제'입니다.

지금부터 어디까지나 '도저히 어쩔 수 없는 부득이한' 외식이라는 전제 하에 몇 가지 외식 요령을 알려드리겠습니다.

우선 곡류중독 당뇨환자의 경우입니다. 곡류를 최대한 피해야 하는 만큼 메뉴를 선택할 때는 가능한 한 육류를 섭취할 수 있는 메뉴를 고릅니다. 갈비탕, 설렁탕, 삼계탕, 추어탕, 대구탕 등 고기가 들어가는 한식은 다행히 매우 많습니다. 같이 나오는 공깃밥만 먹지 않으면 됩니다. 양식당에 갔다면 파스타 대신 스테이크를 선택합니다.

육류중독 당뇨환자라면 비빔밥이 가장 좋습니다. 이때 흰쌀밥의 3분의 2는 덜어내고 고추장 양념 대신 소량의 간장 양념을 사용합니다. 이외에도 김치찌개, 된장찌개 등 고기가 들어가지 않은 메뉴를 먹되, 흰쌀밥은 3분의 1 정도만 먹습니다. 현미밥이나 보리밥이 나오는 한식당이 있다면 하늘이 무너져도 그곳으로 가야 합니다. 무엇보다 가장 좋은 것은 채식 식당입니다.

TIP 명절 음식 현명하게 먹는 법

설이나 추석같이 온 가족이 모이는 명절이면 당뇨환자는 음식 스트레스에 시달립니다. 식구들이 모처럼 모여 명절 음식을 한가득 차려놓는 자리에서 자신만을 위한 당뇨식을 따로 만들기도 어렵고, 먹으면 안 된다고 젓가락을 내려놓을 수도 없기 때문입니다.

하지만 레시피를 아주 조금만 바꾸면 당뇨환자도 별 스트레스 없이 명절 음식을 맛있게 섭취할 수 있습니다. 예를 들어 잡채는 고구마전분 면과 시금치, 당근, 버섯, 양파, 고기를 간장에 버무린 음식으로, 레시피를 살짝 바꾸면 당뇨환자도 충분히 즐길 수 있습니다. 곡류중독 당뇨환자는 면을 아주 적게 넣는 대신 고기와 채소를 듬뿍 넣고, 육류중독 당뇨환자는 고기를 빼고 채소를 많이 넣어서 먹습니다. 여기에 고구마전분 면 대신 곤약을 쓰면 훨씬 더 도움이 되지요.

만두도 당뇨환자에게 꽤 괜찮은 음식입니다. 곡류중독 당뇨환자는 만두피를 벗겨내고 만두 속에 든 고기, 두부, 채소를 먹으면 됩니다. 육류중독 당뇨환자는 고기만두 대신 김치, 두부, 채소만 넣은 김치만두를 만들어 먹습니다. 설날에 떡국을 먹을 때도 당뇨환자는 만두를 넣어서 만두만 골라 먹도록 합니다. 전은 밀가루를 입히지 말고 계란만 묻혀서 부쳐 먹습니다. 밀가루 대신 콩가루나 현미가루를 묻혀 먹어도 혈당 조절에 도움이 됩니다. 곡류중독 당뇨환자는 갈비찜이나 쇠고기산적, 육전같이 고기와 채소로 이루어진 음식을 골라 먹고, 육류중독 당뇨환자는 고사리나물, 도라지나물, 얼갈이나물, 숙주나물 같은 나물류에 현미밥을 넣어서 비벼 먹는 것도 좋습니다.

명절 음식은 떡국, 흰밥, 떡, 약과, 한과와 같이 탄수화물이 많고 설탕이 들어간 음식만 잘 피하면 됩니다. 음식을 따로 만들어서 먹을 수 없다면 스스로 잘 골라 먹는 것이 최선입니다. 물론 과식은 절대 안 됩니다.

조금씩
천천히 먹기

음식중독이 당뇨병의 가장 큰 원인 중 하나지만, 이외에도 몇 가지 원인이 더 있습니다. 바로 비만과 세포의 활력저하입니다.

몸이 필요로 하는 에너지보다 더 많은 음식을 섭취하면 사용되지 못한 포도당이 몸속에 남아돌게 됩니다. 이렇게 몸속에 남아도는 포도당은 체지방으로 전환되어 비만으로 이어지지요. 그런데 증가한 체지방은 다시 인슐린의 활동을 방해하기 때문에 체지방 증가와 인슐린의 기능저하라는 악순환의 고리를 형성하여 혈당상승을 가속화시킵니다.

몸속에 포도당이 남아돌면 세포도 활력을 잃습니다. 서양의학에서는 포도당을 '세포의 먹을거리' 혹은 '영양분'이라고 말하지만, 저는 '일감'이라고 표현합니다. 포도당이 넘쳐나면 세포들은 쉬지 못하고 계속 일을 해야 합니다. 그렇게 야근을 밥 먹듯 하다 보면 피로가 누적되어 어느 순간 더 이상 일을 할 수 없는 상태가 됩니다. 세포들이 과로로 일을 못하면 혈액 속에 포도당이 넘쳐 당뇨병이 발생합니다.

이런 문제를 예방할 수 있는 방법이 있는데, 그것은 조금씩, 천천히, 오래 씹어 먹는 식습관입니다.

소식을 하면 우리 몸에서 어떤 일이 벌어질까요? 세포의 일감이 줄어 포도당이 쌓이지 않습니다. 혈당도 자연히 떨어지지요. 소식은 매우 중요하지만, 해당식단을 실시하면 저절로 식사량이 줄어들기 때문에 크게 신경 쓰지 않아도 됩니다. 다만, 처음에는 입맛에 맞지 않아 식사량이 줄어도 시간이 지나면 점차 적응이 되기 때문에 서서히 늘어날 수 있습니다. 줄어든 식사량을 유지하고 과식하는 일이 없도록 항상 주의해야 합니다.

췌장은 혈액 속으로 인슐린을 분비하여 포도당의 흡수를 돕고, 소화관으로 아밀라아제라는 소화효소를 분비하여 탄수화물을 소화시키는 역할을 합니다. 그런데 아밀라아제는 침 속에도 있습니다. 따라서 입 안에서 음식을 최대한 꼭꼭 오래 씹으면 아밀라아제가 충분히 분비되기 때문에 췌장의 일이 줄어듭니다. 그만큼 췌장은 인슐린을 분비하는 데 힘을 쓸 수 있기 때문에 혈당 조절에 도움이 됩니다. 당뇨환자에게 오래 씹기가 중요한 것은 이런 이유입니다.

한방에서는 예로부터 음식을 잘 씹지 않을 때 담음(痰飮)이 생긴다고 했는데, 담음은 체액이 위에 몰리면서 기혈순환이 제대로 되지 않는 상태를 말합니다. 음식을 잘 씹어 먹으면 소화 부담이 적어지고 혈액순환도 원활해져 위장, 소장, 대장에 질환이 발생할 위험을 감소시킬 수 있습니다. 또한 오래 씹을수록 뇌의 포만중추가 활성화되어 적은 양을 먹어도 충분히 먹었다고 느끼기 때문에 과식을 예방하는 데도 효과적입니다.

유산소운동과 근육운동 하기

당뇨병을 다스리는 데 운동을 빼놓을 수 없습니다. 세포의 활력을 깨우고 체내에 남아도는 에너지를 효율적으로 소비하는 데는 운동만 한 것이 없습니다.

당뇨환자는 보통 하루에 20~30분 이상, 유산소운동과 근력운동을 1대 1의 비율로 실시하는 것이 좋다고 알려져 있습니다. 하지만 육류중독과 곡류중독 당뇨환자는 운동법에도 차이를 두어야 합니다. 곡류중독은 근력운동을, 육류중독은 유산소운동을 더 많이 해야 효과적으로 혈당을 떨어뜨릴 수 있습니다. 그렇다고 근력운동이나 유산소운동 중 어느 한 가지만 하라는 뜻은 아닙니다. 운동할 시간과 체력에는 한계가 있으니, 이왕이면 자신에게 맞는 운동을 하는 것이 보다 효율적이라는 의미입니다.

곡류중독 당뇨환자의 운동법

근육은 에너지원으로 포도당을 사용하기 때문에 근육량을 늘리면 그만큼 포도당을 소비하는 창구가 많아집니다. 따라서 당뇨환자에게 근육량을 늘리는 것은 매우 중요한 일입니다.

하지만 당뇨환자는 근육운동을 해도 근육이 잘 붙지 않습니다. 혈액 내에 포도당이 많아도 세포에 포도당이 잘 공급되지 않기 때문입니다. 근육운동 후 소모된 포도당이 근육세포 속에 재충전되어야 하는데 당뇨환자는 인슐린저항성 때문에 포도당이 세포 속으로 잘 들어가지 않습니다. 더구나 곡류중독 당뇨환자는 평소 단백질 섭취량이 부족해서 근육량이 매우 적은 상태이므로 더 많은 노력을 기울여야 합니다.

근육량을 늘리기 위해서는 근육의 재료가 되는 단백질 섭취를 늘리고 탄력밴드, 바벨, 아령 같은 기구를 이용해 근육운동에 주력합니다. 두 다리를 어깨너비만큼 벌린 다음 앉았다 섰다 하는 '스쿼트' 자세나 요가처럼 근력을 길러주는 맨손체조도 좋습니다.

육류중독 당뇨환자의 운동법

육류중독 당뇨환자는 필요 이상으로 동물성 단백질과 지방을 섭취해왔기 때문에 체내 곳곳에 불필요한 지방이 쌓여 독소로 작용하고 있는 경우가 많습니다. 그간 단백질 섭취량이 많았기 때문에 근육도 비교적 많지요. 따라서 근육을 만드는 것보다는 빠른 시일 내에 축적된 체지방을 없애는 것이 더 중요합니다.

체지방을 효과적으로 태우는 운동은 저강도 유산소운동입니다. 걷기, 조깅, 줄넘기, 자전거타기 등은 힘이 크게 들지 않으면서 오래할 수 있기 때문에 지방을 태우는 데 효과적입니다. 가쁜 숨을 몰아쉬며 단시간 격렬하게 달리는 것보다는 노래를 부를 수 있을 정도의 속도로 오래 걷는 것이 체지방 감량에 더 좋습니다. 수영도 좋은 유산소운동이지만 몸이 찬 사람은 맞지 않을 수 있으므로, 수영을 한 후 컨디션이 떨어지거나 몸이 무거워진다면 하지 않는 것이 좋습니다.

근육량과 체지방량에 따른 운동법

기본적으로 곡류중독이냐 육류중독이냐에 따라 운동법을 선택하지만, 근육량과 체지방량에 따라 운동법을 달리해야 하는 경우도 있습니다. 예를 들어 곡류중독 당뇨환자라고 하더라도 배만 볼록 튀어나온 마른 비만형이거나 체성분 측정 결과 근육량보다 체지방량이 훨씬 많다면 반드시 유산소운동을 병행해야 합니다. 이런 경우 체지방을 감소시키지 않으면 혈당 조절이 쉽

> **TIP** 운동 전후에는 혈당 수치를 확인하자
>
> 혈당 수치는 당뇨환자의 신체 컨디션을 대변하는 가장 정확한 수단인 만큼 그에 따라 운동법을 바꾸거나 때로는 운동 시간을 조절해야 합니다.
>
> **혈당 수치가 큰 폭으로 오르락내리락할 때** 땀을 뻘뻘 흘릴 정도의 격렬한 운동은 피해야 합니다. 격렬한 운동을 하면 근육에서 포도당이 흘러나와 오히려 혈당을 오르게 할 수 있습니다. 이유 없이 혈당 수치가 들쑥날쑥하다면 저강도 운동으로 바꿔 땀이 맺히는 정도로만 합니다.
>
> **혈당 수치가 70~100mg/dL일 때** 당뇨약을 복용 중이라면 저혈당 쇼크의 위험이 있으므로 운동을 멈추고 운동 시간을 줄여야 합니다. 저혈당 쇼크는 당뇨약 때문에 발생합니다. 당뇨약을 끊은 상태에서는 저혈당 쇼크로 쓰러지는 일이 거의 없습니다. 만약 당뇨약을 끊은 상태에서 운동 중 저혈당 증세가 왔다면 10분 정도 안정을 취하면 곧 회복됩니다.

지 않습니다. 이때 근육운동과 유산소운동의 비율은 8대 2 정도가 적당합니다.

육류중독 당뇨환자도 마찬가지입니다. 체성분 측정 결과 근육량이 표준에 미치지 못한다면 유산소운동과 근육운동을 8대 2 비율로 병행합니다. 체지방을 아무리 열심히 없애도 근육이 부족하면 포도당을 효과적으로 소비할 수 없습니다.

당뇨합병증을
예방하는 3가지 운동

💡 알아봅시다!

지금부터 소개할 3가지 운동은 매일 실시해야 합니다. 3개월 프로그램 기간뿐 아니라 평생에 걸쳐 습관화하는 것이 좋습니다. 이 운동들은 생활 속에서 짬짬이 어렵지 않게 할 수 있습니다. 눈동자를 굴리고, 깊이 호흡하며, 바닥에 누워 다리를 들어 올렸다 내렸다 하면 되니까요. 이렇게 간단하고 단순한 운동만으로도 당뇨합병증을 예방할 수 있습니다.

눈운동

당뇨병이 10~20년 지속되면 안질환의 발생 확률이 매우 높아집니다. 시력이 떨어지고 눈이 침침해지는 것이 대표적인 증상인데, 이는 당뇨병으로 인해 눈 주변 근육이 약화되고 혈액순환이 저하되기 때문입니다. 특히 눈 근육은 근육량이 조금만 떨어져도 금방 시력 이상으로 이어질 수 있습니다. 따라서 망막증, 녹내장, 백내장 등 눈에 나타날 수 있는 당뇨합병증과 시력저하를 예방하기 위해 매일 눈운동을 하는 것이 좋습니다.

1

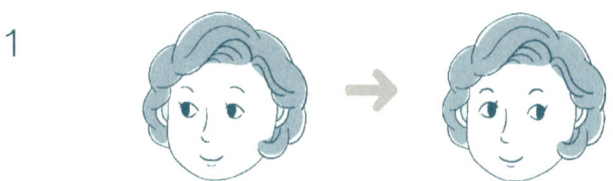

눈동자를 좌우로 10회 움직인다.

2

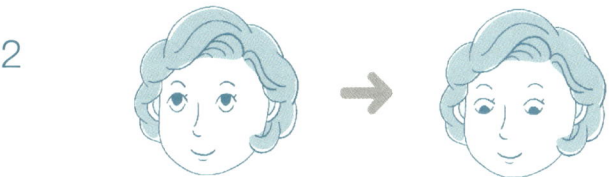

눈동자를 위아래로 10회 움직인다.

3 4

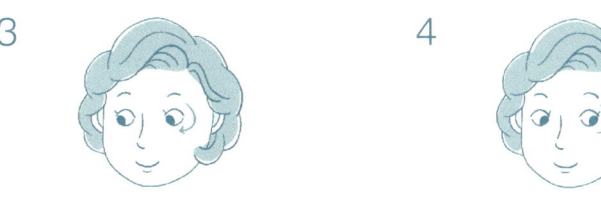

눈동자를 시계방향으로 10회 굴린다. 눈동자를 반시계방향으로 10회 굴린다.

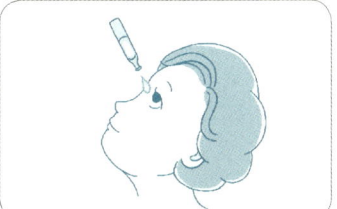

주의사항
· 눈이 건조하고 뻑뻑하면 생리식염수를 한두 방울 넣고 한다.
· 눈운동은 천천히 해야 효과가 좋다. 빨리하면 어지러울 수 있다.

숨쉬기운동

가만히 앉아서 할 수 있는 가장 쉬운 운동으로, 제대로만 하면 가슴과 복부, 옆구리 근육까지 강화할 수 있습니다. 마음도 차분히 가라앉히기 때문에 스트레스를 받거나 긴장했을 때, 혹은 혈압이 오를 때 숨쉬기운동을 하면 심신을 안정시킬 수 있지요. 근력운동을 할 수 없을 만큼 허약해진 당뇨환자도 숨쉬기운동만은 쉽게 할 수 있으므로 매우 유용한 운동입니다. 매일 2~3회, 1회에 5분 정도 실시하는 것이 좋은데, 출퇴근 시간과 점심 식사 후에 5분씩 한다는 규칙을 세워두면 빼먹지 않고 매일 할 수 있습니다.

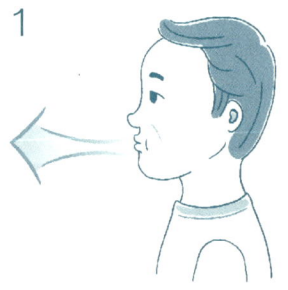

1
입김을 불듯이 천천히 10초간 입으로 숨을 내쉰다. 이때 복부와 가슴, 옆구리에 힘을 주어 마지막 남은 숨까지 쥐어짠다.

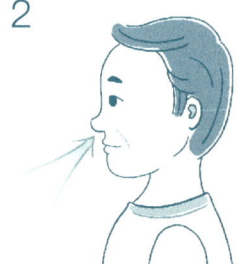

2
복부, 가슴, 옆구리에 주었던 힘을 풀어서 3~4초간 코로 자연스럽게 들어오는 숨만큼 들이마신다. 다시 1을 실시한다.

다리운동

우리 몸에서 가장 큰 근육은 허벅지에 있습니다. 따라서 시간 대비 가장 효율적으로 근육량을 늘리고 싶다면 틈틈이 다리운동을 하는 것이 최고입니다. 엘리베이터나 에스컬레이터 대신 계단을 이용하거나 양치질을 하면서 앉았다 섰다를 반복하면 그것으로도 충분하지요.

하지만 체중이 많이 나가거나 무릎이 안 좋거나 고령자라면 이런 방법이 관절에 무리를 줄 수 있으므로 다음에 소개하는 방법으로 다리운동을 실시합니다.

1

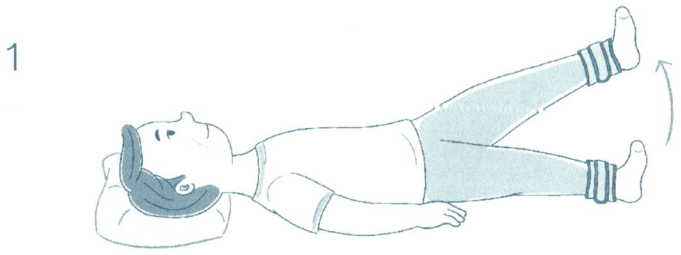

발목에 모래주머니(남성 좌우 각각 1kg, 여성 좌우 각각 500g)를 찬 후 천장을 바라보고 똑바로 눕는다. 한 다리씩 쭉 펴서 들어 올린다(좌우 각각 50회).

2

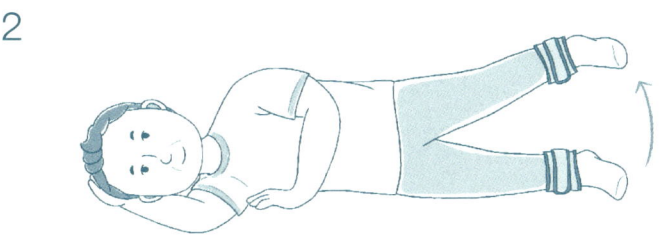

모로 누워 위의 다리를 쭉 펴서 들어 올린다(좌우 각각 50회).

3

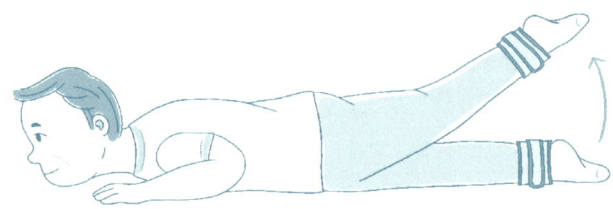

바닥에 엎드린 다음 양손을 모아 가슴을 받치고 고개는 위로 살짝 든다. 그 상태에서 두 다리를 쭉 펴서 들어 올린다(좌우 각각 50회).

주의사항
· 아침 기상 직후와 자기 전, 하루 2회 실시한다. 들어 올리는 높이는 30~50cm면 된다.
· 반드시 모래주머니를 차고 실시한다. 모래주머니 없이 10번 하는 것보다 모래주머니를 달고 1번 하는 것이 더 효과적이다. 모래주머니나 중량밴드는 스포츠용품 매장이나 대형마트에서 구입할 수 있다.
· 운동을 하다 보면 근력이 좋아져 더 많은 횟수를 실시할 수 있게 된다. 횟수를 한정하지 말고 할 수 있는 만큼 더 많이 실시한다. 다리를 간신히 들어 올렸다는 느낌이 들 때까지 횟수를 늘려야 운동 효과가 있다.
· 허리나 고관절 통증으로 다리운동을 실시하기 어렵거나 다른 부위의 근육까지 강화하고 싶다면 팔굽혀펴기를 추천한다. 팔굽혀펴기를 엎드려서 하는 동작이 어렵다면 무릎을 꿇고 하거나 선 자세로 벽에서 한 발짝 물러서서 벽을 짚고 실시한다.

첫 한 달은
저혈당에 대비한다

저혈당의 위험을 가장 조심해야 할 시기는 당뇨약을 먹으면서 당뇨약 끊기 3개월 프로그램을 진행하는 초기입니다. 처음에는 당뇨약을 그대로 복용하면서 식사량도 줄이고 운동까지 하기 때문에 혈당이 지나치게 떨어져 저혈당 쇼크가 발생할 위험이 있습니다.

하지만 당뇨약을 완전히 끊고 해당식단과 운동으로 혈당 관리를 하게 되면 저혈당을 고민할 필요가 없습니다. 약을 끊은 후

식단과 운동만으로 혈당을 조절하면 일시적으로 혈당이 오르는 경우가 있을 뿐, 결코 저혈당 쇼크는 오지 않습니다.

저혈당에 특히 더 주의해야 하는 경우

첫 달은 모든 당뇨환자가 철저하게 저혈당에 대비해야 하지만, 특히 더 철저히 저혈당 쇼크에 대비해야 하는 당뇨환자가 있습니다.

첫째, 당뇨약 복용량이 많은 환자입니다. 한 알을 복용하는 사람보다 2~3알을 복용하는 사람이 저혈당 위험이 높습니다.

둘째, 초기에 음식 섭취량이 크게 줄거나 활동량이 크게 늘어난 경우입니다. 장기간의 여행이나 출장으로 음식 섭취량이 크게 줄거나 활동량이 크게 늘어난 당뇨환자도 저혈당 쇼크에 대비해야 합니다.

셋째, 운동을 몰아서 하는 경우입니다. 운동을 한꺼번에 몰아서 하는 당뇨환자도 마찬가지입니다. 주말에 3~4시간 운동을 몰아서 하면 한꺼번에 많은 에너지가 소비되기 때문에 저혈당이 오기 쉽습니다.

저혈당이 의심될 때

저혈당 증상이 나타나면 가장 먼저 혈당을 측정합니다. 흔히 저혈당 증상이 나타나면 음식부터 먹어야 한다고 생각하지만, 진짜 저혈당인지 확인부터 해야 합니다. 당뇨약 끊기 3개월 프로그램을 실시하면 섭취 칼로리가 줄기 때문에 일시적으로 기력이 없고 어지러운 현상이 나타날 수 있습니다. 이를 저혈당 증상으로 오해하는 경우가 많은데, 실제로 혈당을 재어보면 저혈당이 아닌 경우가 적지 않습니다. 이런 현상은 고혈당에서 정상 혈당으로 변해갈 때 나타날 수 있는 자연스러운 현상입니다.

진짜 저혈당이 발생했을 때

혈당이 60mg/dL 미만으로 나왔다면 바로 음식을 섭취합니다. 그렇다고 너무 많이 먹으면 안 됩니다. 과일 1/4개나 생과일 주스 반 잔만 섭취해도 저혈당에서 충분히 빠져나올 수 있습니다. 흔히 저혈당에 대비해 사탕과 초콜릿을 가지고 다니며 먹는 것이 일반적이지만, 저는 되도록 피하라고 조언합니다. 사탕과 초콜릿은 순간적으로 혈당을 높이지만, 혈당조절 능력을 회복하는 데는 전혀 도움이 되지 않기 때문입니다.

저혈당이 자주 발생한다면

흔한 경우는 아니지만 저혈당이 빈번하게 발생하는 환자들이 있습니다. 앞서 설명했듯이 약을 그대로 먹으면서 해당식단과 운동을 실천하면 저혈당이 나타날 수 있습니다. 하지만 이런 현상이 자주 반복된다면 일시적으로 음식을 먹어 혈당을 올리려고 하지 말고, 당뇨약 복용량을 줄여 혈당을 높이는 것이 바람직합니다.

안전하게
당뇨약 끊기

철저하게 식이요법을 하고 해당주스를 먹으면 많은 경우, 짧게는 며칠 만에도 혈당이 안정권으로 떨어집니다. 그러나 혈당이 떨어졌다고 해서 임의로 약을 중단하는 것은 위험합니다. 스스로 혈당을 떨어뜨리는 방법을 알았다고 해도 모든 당뇨환자가 혼자 당뇨약 끊기를 시도할 수 있는 것은 아니니까요.

당뇨약을 먹어도 혈당 조절이 잘되지 않는 환자, 인슐린 분비 촉진제를 2~3알 이상 먹거나 인슐린 주사를 처방받은 환자는 혼자 당뇨약 끊기를 시도해서는 안 됩니다. 물론 이런 환자들도 해당식단을 통해 혈당을 낮추거나 당뇨약의 복용량을 줄일 수 있지만, 반드시 의료진의 도움을 받아 안전하게 진행하는 것이 좋습니다.

이 책과 함께 '당뇨약 끊기 3개월 프로그램'으로 혼자 당뇨약 끊기를 시도할 수 있는 경우는 다음과 같습니다.

> · 당뇨약을 복용하면서 공복혈당이 130mg/dL 이하, 식후 2시간 혈당이 180mg/dL 이하로 유지되는 경우
> · 당뇨약을 복용하면서 당화혈색소 수치가 7% 이하로 유지되는 경우

당뇨약을 끊을 때는 그 기준과 방법을 철저히 지켜야 합니다. 그래야만 안전하게 끊을 수 있습니다. 간혹 '왠지 약을 끊어도 될 것 같다'거나 '컨디션이 좋아진 것 같으니 약을 줄이겠다'는 생각으로 약을 끊기도 하는데, 이는 매우 위험한 발상입니다. 약을 줄이거나 끊는 시점에 대한 기준은 무조건 혈당측정계가 알려주는 숫자, 즉 '혈당 수치'에 의해서만 결정되어야 합니다.

그럼, 이제부터 제가 알려드리는 순서대로 혼자서 당뇨약 끊기를 시도해보세요.

1. 자기 체질에 맞는 식단을 완성하고 혈당을 안정시킨다.

해당식단을 실시하고 음식테스트를 하면서 매일매일 혈당을 체크하다 보면, 며칠 만에 혈당이 좋아지기도 하고 때로는 안정적이었던 혈당이 갑자기 치솟기도 합니다. 혈당 수치가 들쑥날쑥하는 이유는 앞서 설명한 대로 대부분 그날 섭취한 음식에 있습니다. 자신이 어떤 음식을 먹었는지 꼼꼼히 기록하고 식전·식후혈당을 반드시 체크해야 하는 이유입니다.

이렇게 반복하다 보면 어떤 음식이 자신의 혈당을 올리는지 알게 되고, 그래서 그 음식들을 피하면 혈당이 오르락내리락하는 일도 점차 줄어듭니다. 이렇게 식단이 완성되고 혈당이 안정되면 혈당 수치는 서서히 정상치를 향해 내려가게 됩니다.

2. 일주일 이상 혈당이 안정적으로 유지되면 복용량을 절반으로 줄인다.

혈당이 한 번 정상권으로 내려왔다고 성급하게 약을 끊거나 줄여서는 안 됩니다. 혈당이 공복혈당 110mg/dL 이하, 식후혈당 140mg/dL 이하로 최소한 일주일 이상 유지되면 그때부터 복용량을 절반씩 줄여갑니다. 반드시 끈기 있게 혈당의 변화 추이를 지켜보면서 일주일 이상 혈당이 안정적으로 유지될 때만 복용량을 줄이도록 합니다.

처음 약을 절반으로 줄이면 며칠 동안은 혈당이 다시 오릅니다. 자연스러운 현상입니다. 당황하지 않고 그대로 식단과 운동을 유지하면 자연스럽게 혈당이 다시 내려갑니다. 그 후 정상 혈당 상태가 1~2주간 더 유지되면 다음 단계로 넘어갑니다.

3. 혈당 수치가 안정되어 일주일간 유지되면 다시 복용량을 절반으로 줄이거나 끊는다.

혈당이 안정적으로 일주일 이상 유지되면 한 번 더 약을 반으로 줄이거나 끊습니다. 서두르지 말고 끈기 있게 내 몸의 변화에 주목해야 합니다. 그래야 안전하게 당뇨약을 끊을 수 있습니다.

4. 약을 끊고 혈당 상한선을 넘지 않으면 성공이다.

혈당 상한선은 공복혈당 130mg/dL 이하, 식후혈당 180mg/dL

이하입니다. 당화혈색소 수치를 기준으로 하면 7.0% 이하입니다. 정상 혈당인 공복혈당 100mg/dL 이하, 식후혈당 140mg/dL 이하로 혈당 목표를 세우는 당뇨환자들이 적지 않습니다. 그러나 당뇨환자의 치료 목표는 정상 혈당이 아니라 적정 혈당입니다. 약의 도움 없이 공복혈당 130mg/dL 이하, 식후혈당 180mg/dL 이하만 유지해도 당뇨로 인한 합병증은 거의 발생하지 않습니다. 따라서 이 수치를 적정 혈당으로 칭하고 당뇨약의 도움 없이 혈당을 유지해야 하는 목표 혈당 수치로 삼습니다.

TIP 당뇨환자 약 끊기 순서

1. 자신의 체질에 맞는 해당식단을 완성한다.
2. 식단과 운동을 실천하면서 매일 식전, 식후 2시간 혈당을 측정한다.
3. 혈당이 공복혈당 110mg/dL 이하, 식후혈당 140mg/dL 이하로 내려간 상태가 일주일 이상 유지되면 복용량을 절반으로 줄인다.
4. 매일 혈당을 재면서 혈당 추이를 일주일간 살핀다. 약을 절반으로 줄인 후에도 정상 혈당이 유지되면 다시 약을 반으로 줄이거나 끊는다.
5. 당뇨약을 끊고 공복혈당 130mg/dL 이하, 식후혈당 180mg/dL 이하가 유지되면 성공이다.

주의 약을 줄이거나 끊은 뒤, 혈당이 일시적으로 조금 높게 나오더라도 그대로 해당식단을 유지한다.

당뇨약 끊기 3개월 프로그램 10계명

1. 자신이 어떤 음식에 중독되었는지 찾아라
평소 습관적으로 많이 먹는 음식이 있는지 돌아보고 일주일 식단을 작성해서 곡류, 육류, 채소류의 섭취 비율을 측정해본다. 특정 음식을 편식하고 있다는 것은 그 음식에 중독되었다는 의미다. 음식중독 체크리스트로도 판단할 수 있다.

2. 중독음식을 끊어라
음식중독을 해독하는 방법은 중독음식의 섭취를 제한하고 반대 음식의 섭취를 늘리는 것이다. 당뇨약 끊기 프로그램이 진행되는 3개월 동안은 중독음식을 완전히 끊어야 한다.

3. 춤추는 혈당은 해당주스로 다스려라
중독된 음식에서 비롯된 독소가 없어지지 않으면 혈당 조절은 쉽지 않다. 식이섬유가 풍부한 해당주스를 매끼 섭취해 독소를 배출하고 불안정한 혈당도 잡는다.

4. 음식테스트로 내 혈당을 올리는 음식을 찾아라
중독음식을 끊고 해당주스를 먹어도 혈당이 안정되지 않는다면, 음식테스트를 통해 내 혈당을 올리는 음식을 찾아내야 한다.

5. 음식중독별로 해야 할 운동을 매일 하라
중독음식의 유형에 따라 운동법도 달리해야 한다. 곡류중독 당뇨환자는 근육운동에 주력하고, 육류중독 당뇨환자는 저강도 유산소운동에 주력하는 것이 효과적이다.

6. 과식하지 마라
모든 음식은 결국 혈당을 올린다. 필요 이상으로 음식을 섭취하면 혈당이 올라갈 수밖에 없다. 과식하는 습관을 버리고 소식을 생활화해야 한다.

7. 모든 음식은 30번 이상 꼭꼭 씹어라
음식을 꼭꼭 씹어 먹으면 소화효소인 아밀라아제가 침샘에서 충분히 분비되기 때문에 또 다른 아밀라아제 분비기관인 췌장이 조금이라도 더 쉴 수 있다. 물도 30번 이상 씹어 먹는 습관을 들이는 것이 좋다.

8. 혈당과 체중, 체성분 측정은 필수다
음식중독으로 무너진 내 몸이 균형을 되찾고 있는지 확인할 수 있는 기준은 혈당과 체중, 체성분이다. 하루 8회 혈당을 측정하고, 하루 한 번 체중을 잰다. 한 달에 한 번 체성분도 확인한다.

9. 근육을 키우는 데 목숨을 걸어라
근육은 포도당의 소비와 저장의 역할을 동시에 하기 때문에 근육이 발달할수록 당뇨병에 걸릴 확률이 낮아지고 혈당도 안정된다. 당뇨환자에게 근육운동이 필수인 이유다. 허벅지는 인체에서 가장 큰 근육이므로 다리운동을 집중적으로 실시한다.

10. 시작했다면 절대 포기하지 마라
3개월간의 자신과의 싸움에서 이기면 평생 당뇨약의 굴레에서 벗어날 수 있다. 시작도 끝도 결국 자신의 의지에 달린 일이다. 한 번 마음을 먹었다면 무조건 끝까지 싸워라!

6

당뇨병에 완치란 없다

당뇨는
평생 함께할
친구입니다

식습관과 생활습관이 바뀌지 않는 한
당뇨병은 언제든지 재발할 수 있습니다.
여러분은 당뇨병 완치자가 아니라
당뇨병 관리자라는 사실을 기억하세요.
그러나 자신의 몸을 아끼고 돌보는 마음가짐만
잃지 않는다면 완치에 가까운 상태로 건강하게
일상생활을 할 수 있습니다.

혈당 수치보다
더 놀라운 몸의 변화

"식사 때마다 불안했는데 이젠 좀 살 것 같아요."

"약 없이도 혈당 조절이 되다니 믿을 수가 없어요."

처음에는 먹는 음식에 따라 혈당이 바뀌는 것에 놀라워합니다. 그 다음에는 당뇨약 없이 혈당이 안정적으로 유지되는 것에 감탄하지요. 그러나 감탄하기에는 아직 이릅니다. 더욱더 놀라운 변화가 찾아옵니다. 해당식단을 시행하면서 조금씩 느껴지던 몸의 변화가 3개월간의 시련을 이겨내면 확연히 나타나기 시작합니다.

"고기 먹고 싶은 생각이 전혀 나지 않아요."

"살이 정말 많이 빠졌어요."

"피부가 좋아져서 그런지, 얼굴 좋아졌다는 얘기를 많이 들어요."

"이제는 전처럼 피곤하지 않아요."

"체력이 좋아졌어요."

"하루 종일 찌뿌둥했는데 이제는 몸이 가벼워요."

"뭔가 '해냈구나' 하는 생각에 매사 자신감이 생겨요."

"아내가 전보다 잘해줍니다."

당뇨약 끊기 프로그램을 성공적으로 마친 사람들이 가장 많이 하는 말입니다. 여러분 역시 도전의 시간이 끝나면 이처럼 전보다 육체적으로나 정신적으로 훨씬 더 건강하고 아름다워진 자신을 만나게 됩니다. 인체의 생리현상을 거스르게 하는 당뇨약을 끊고 나면 자연스럽게 생기는 긍정적인 변화들이지요.

오장육부가 온전히 균형을 이루는 상태, 이것이 건강한 우리 몸의 원래 모습입니다. 잘못된 식습관과 생활습관으로 인해 이 균형이 깨지면 질병이 자라날 틈이 생깁니다. 우리가 질병을 직접 느낄 수 있을 때까지 모든 과정은 서서히 진행되기 때문에 현대인의 고질병인 피로감, 체력저하 같은 증상을 질병과 연결시켜 생각하기는 쉽지 않습니다. 하지만 균형을 바로잡고 원래의 건강한 상태로 되돌아가면, 그것이 결코 '누구나 그런 것' 또는 '당연히 그런 것'이 아니라는 사실을 깨닫게 되지요. 실제로 많은 당뇨환자들이 당뇨약 끊기 3개월 프로그램을 통해 그와 같은 변화를 경험하고 신기해합니다.

곡류중독에 의한 당뇨병으로 진단을 받고 3개월 동안 치료를 받았던 30대 남성은 해당식단으로 혈당 조절에 성공했을 뿐 아니라, 체중이 11kg이나 감소해서 복근이 살짝 비친다며 즐거워했습니다. 지금도 1kg 내외를 오르락내리락하며 몸짱의 모습을 유지하고 있지요.

당뇨병으로 인한 신경염과 우울증으로 고생을 하던 60대 주부는 당뇨약을 끊은 이후, 신경염 치료제와 우울증 치료제도 복용을 중단할 수 있었습니다. 정수리 부분에 탈모가 있었는데 새로 머리카락이 수북이 돋아 더 젊어졌다는 말도 듣는다며 기뻐하던 모습이 눈에 선합니다.

당뇨약을 끊게 된 후, 사람들은 대부분 피로가 줄고 손발 저림과 같은 혈액순환 장애가 개선되는 것을 느낍니다. 췌장이 약해지면 발생하기 쉬운 식곤증도 사라집니다. 체중이 줄고 불필요한 체지방이 감소하면서 고혈압약과 고지혈증약을 함께 끊는 경우도 다반사입니다. 심지어 폐경 이후 생리가 다시 시작된 여성도 있었습니다. 당뇨병으로 약해졌던 시력이 호전되거나 눈의 피로감이 사라지는 경우도 매우 흔하게 볼 수 있습니다.

건강해진 몸만큼이나 정신적인 건강 또한 전과 비교할 수 없을 만큼 좋아집니다. '내가 해냈구나' 하는 뿌듯함과 성취감은 무엇과도 바꿀 수 없는 자산으로 남습니다. 넘치는 자신감과 긍정적인 사고로 사회에서는 인정받고 가족들과는 더 즐겁게 생활하게 되었다며 기뻐하는 환자들을 수도 없이 봐왔습니다. 3개월이라는 시간은, 환자들의 얼굴을 처음과는 마치 다른 사람인 것처럼 환하게 바꿔놓습니다.

여러분도 3개월만 굳은 의지로 견뎌내면 이 모든 것을 경험할 수 있습니다. 제가 경험했고, 또 제가 치료해드린 많은 당뇨환자들이 경험한 사실입니다.

당뇨는 언제든 다시 재발할 수 있다

하지만, 잊지 말아야 할 것이 있습니다. 당뇨병은 결코 완치되는 병이 아니라는 사실입니다. 당뇨병의 특성상 완치란 존재하지 않습니다.

당뇨병이 발생한 원인들을 떠올려보세요. 과연 몸이 약해져서 생긴 것일까요? 그렇지 않습니다. 당뇨병은 생활습관이 가장 큰 영향을 미칩니다. 제가 지금까지 여러분께 알려드린 방법으로 당뇨약을 끊게 된다고 해도 예전의 생활습관으로 돌아간다면 당뇨병은 반드시 재발합니다. 이 사실을 절대 잊어서는 안 됩니다.

잘 조절되다가도 잠깐 마음을 놓으면 다시금 고혈당이 되는 병이 바로 당뇨병입니다. 그만큼 평생 노력하고 관리해야 하는 병이지요. 스스로의 치료 의지가 필요하고, 또 중요합니다. 그러나 많은 당뇨환자가 이런 사실을 간과합니다. 진단받을 당시에만 잠깐 노력할 뿐 곧 해이해지고 맙니다. 참으로 안타까운 일입니다.

당뇨약 끊기 3개월 프로그램을 성공적으로 마친 후 혈당이 안정되었다고 해서 자만해서는 안 됩니다. '이제는 괜찮겠지?'라는 생각으로 예전의 식습관과 생활습관으로 돌아가면 혈당은 언제든 다시 치솟을 수 있습니다. 절대 방심해선 안 됩니다.

그렇다면 평생 이렇게만 먹으란 말인가 하고 걱정하는 분들이 있을 것입니다. 걱정하지 마세요. 성공적으로 당뇨약을 끊었다면 일반식도 어느 정도 소화시킬 준비가 된 것입니다. 이제 일반식으로 전환하는 방법을 알려드리겠습니다.

서서히 일반식으로 전환하기

프로그램을 성공적으로 마쳤다고 바로 해당식단을 일반 식단으로 바꾸는 것은 위험합니다. 당뇨약 끊기 3개월 프로그램은 우리 몸을 이제 겨우 독소에서 벗어나게 해주었을 뿐입니다. 중독된 음식을 약간 허용할 수 있을 정도로만 내 몸이 회복된 상태라고 할까요? 따라서 중독음식을 다시 먹는다는 것은 '내 몸이 해독할 수 있는 정도로만 독을 섭취한다'는 의미라고 이해합니다.

당뇨약을 끊게 되었다고 해서 타고난 체질이 변한 것은 아닙니다. 곡류든 육류든 체질에 맞지 않는 음식은 여전히 내 몸에 독으로 작용합니다. 따라서 조심스럽게 일반식을 추가해야 합니다. 물론 이때도 혈당이 기준이 되어야 합니다. 혈당이 어떻게 변화하는지 살펴보면서 서서히 조금씩 일반식으로 전환해나갑니다.

1. 중독음식 섭취량 조금씩 늘리기

곡류중독의 경우, 한 끼에 곡류를 20g 정도씩 추가하면서 식전과 식후의 혈당 변화를 관찰합니다. 이때 곡류는 음식테스트를 통해 자신의 혈당을 비교적 많이 올리지 않은 것으로 선택합니다. 20g의 곡류를 2주간 먹어도 혈당이 큰 변화 없이 안정적으로 유지된다면 곡류를 2~3주 주기로 30g, 40g, 50g으로 점차 늘려갑니다.

육류중독의 경우도 마찬가지입니다. 음식테스트를 통해 혈당을 비교적 적게 올렸던 육류를 선택해 10g씩 섭취량을 늘려갑니다. 이때도 반드시 혈당을 체크합니다. 만약 식후혈당이 160mg/dL 이상 상승한다면 육류의 양을 더 이상 늘리지 말고 혈당이 안정될 때까지 기다렸다가 다시 조금씩 섭취량을 늘려갑니다.

2. 혈당 올리는 금지음식 시도하기

일반적으로 당뇨환자가 먹으면 안 되는 음식 중 의외로 자신의 혈당을 올리지 않는 음식이 있을 수 있습니다. 당뇨약 끊기 3개월 프로그램이 성공적으로 끝났다면 과일이나 빵, 면류 등 혈당을 올린다고 알려진 음식들을 테스트하여 직접 확인합니다. 테스트 결과, 식후 2시간 혈당이 160mg/dL 이하이고 컨디션에 큰 이상이 없다면 이제부터는 조금씩 섭취해도 괜찮습니다. 하지만 혈당이 190mg/dL 이상 올라가거나 조금이라도 컨디션이 안 좋다면 앞으로도 가능한 한 그 음식은 피해야 합니다.

단, 과일은 음식테스트 방법이 조금 다릅니다. 해당식단대로

> **TIP 흰 밀가루 음식보다는 스파게티나 당면이 낫다**
>
> 곡류중독 환자가 탄수화물 섭취를 늘려가는 시기에 면 음식이 먹고 싶다면, 정제된 밀가루로 만든 국수나 우동보다는 스파게티나 잡채를 먹는 것이 낫습니다. 조리 시간이 긴 음식일수록 몸 안에서 소화·흡수되는 속도가 늦기 때문에 혈당도 천천히 올라갑니다. 딱딱한 스파게티는 8분 이상 삶아야 하고, 당면도 물에 불린 후에 사용해야 합니다. 다른 면류에 비해 조리 시간이 길다는 것은 그만큼 소화·흡수되는 속도가 늦다는 의미입니다.

먹기 전이나 먹는 중간에 한 가지 과일을 80g(보통 사과 1/4개) 먹고 식후 2시간 혈당을 체크합니다. 식후혈당이 160mg/dL 미만이라면 그 과일은 합격입니다. 그래도 저녁에는 되도록 먹지 않습니다.

과일테스트

음식 종류 \ 혈당 및 컨디션	식전 혈당	식후 2시간 혈당	혈당 차	허기감 (상·중·하)	신체 컨디션 (기력/소화/배변)
사과					
배					
귤					
감					
바나나					
포도					
딸기					
파인애플					
복숭아					
수박					

* 식후 2시간 혈당이 160mg/dL 이하면 합격, 190mg/dL 이상이면 불합격입니다.

과일은 참 어려운 음식입니다. 육류중독이나 곡류중독으로 나눌 수 있는 기준이 없기 때문입니다. 어떤 환자는 수박 한 쪽에 혈당이 300mg/dL까지 치솟는 반면, 어떤 환자는 혈당이 평소보다 낮게 나오기도 합니다. 과일은 아무리 연구해도 체질에 따라 처방할 수 있는 기준을 만들 수가 없었습니다. 과일은 무조건 하나도 빠짐없이 전량을 테스트한 후에 드셔야 합니다.

3. 일반 식단/해당식단 식사 횟수 조절하기

혹시 혈당이 다시 오를까봐 걱정이라면 3개월간 해당식단을 더 유지하는 것이 좋습니다. 총 6개월을 철저하게 해당식단을 유지하면 혈당이 다시 오를 위험성이 매우 낮아집니다. 물론 해당식단에서 일반 식단으로 늦게 전환하면 할수록 혈당이 다시 오르는 위험이 낮아집니다.

그렇게 혈당의 변화를 관찰하면서 한 끼, 두 끼 천천히 일반식의 횟수를 늘려갑니다. 초기에는 일반식을 연달아 2번 먹지 않도록 합니다. 가능한 한 아침, 저녁은 해당식단을 유지하고 점심에 일반식을 하는 것이 좋습니다. 저녁에 회식이 있다면 아침, 점심을 해당식단으로 먹습니다.

음식테스트를 습관화하자

당뇨약 끊기 3개월 프로그램을 성공적으로 마친 후 과도하게 음식테스트에 몰입하는 환자들이 있습니다. 모든 음식을 테스트하지 않으면 안심이 안 된다고 합니다. 음식에 따라 혈당이 얼마나 달라지는지를 직접 경험했기 때문에 더더욱 집착하게 되는 것이지요.

해당식단의 음식에 만족하고, 그 음식만으로 혈당이 잘 유지된다면 굳이 다른 음식을 테스트할 필요는 없습니다. 그러나 음식의 종류는 무한하기도 하거니와, 일반식을 하거나 외식을 하다 보면 테스트해보지 않은 음식과 마주하는 일이 반드시 생깁니다. 그럴 때는 기쁜 마음으로 식사를 한 후 혈당을 체크하면 됩니다. 미리 대비할 필요는 없습니다.

사실 가능하다면 세상의 모든 식재료를 테스트해본 후, 나에게 맞게 가려 먹는 것이 좋겠지요. 그러나 이것을 실천할 수 있는 사람은 거의 없습니다. '음식테스트를 평생 습관화해야 한다'는 말은 모든 식재료를 먼저 테스트해본 후 음식을 먹어야 한다는 뜻이 아닙니다. 혈당에 이상이 감지되었을 때, 의심 가는 식품군을 테스트하여 내 혈당을 올린 음식이 무엇인지 찾는 일을 습관화하라는 의미입니다.

따라서 음식테스트 이전에 더 중요한 것은 자신이 무엇을 먹었는지 기록하고 혈당을 재는 습관입니다. 꾸준히 혈당을 재면서 언제 어떻게 혈당이 변하는지 알아야 합니다. 혈당이 갑자기 치솟는 원인은 대부분 잘못된 음식 섭취이기 때문입니다. 그렇다고 지난 3개월처럼 하루 8번씩 혈당을 잴 수는 없습니다. 자기만의 기준을 정해서 최소 일주일에 한 번은 아무 문제가 느껴지지 않더라도 혈당을 재는 습관을 들이는 것이 좋습니다.

저는 수년간 이런 노력을 통해 음식으로 혈당을 조절하는 방법을 터득했기 때문에 규칙적으로 혈당을 재지는 않습니다. 혈당이 올라갔겠다 싶어 재어보면 어김없이 올라가 있지요. 언제부턴가는 제 예상치를 벗어나지 않습니다. 그래서 저는 먹고 싶은 음식이 생기면 그때 음식테스트를 합니다.

올 여름에는 물냉면을 테스트했습니다. 함흥냉면, 평양냉면, 진주냉면 등 맛있다는 냉면들은 거의 다 먹으며 테스트를 했습니다. 그런데 거의 다 혈당이 확 올라가더군요. 그래서 '물냉면은 설탕물'이라는 결론을 내렸습니다.

기본적으로 자신의 혈당을 올리는 음식은 평생 피하는 것이 좋습니다. 그러나 도저히 안 먹을 수 없다면, 가끔이라도 꼭 먹어야겠다면 양을 조절해가며 테스트를 해보세요. 어느 정도의 양까지 먹어도 되는지 확인하는 과정을 통해 새로운 나만의 노하우를 터득할 수 있습니다.

당뇨에는 완치가 없기 때문에 저 역시 언제나 조심하고 있습니다. 죽을 때까지 관리를 소홀히 하면 안 된다는 사실도 잘 알고 있지요. 가끔 맥주도 마시고 좋아하는 음식도 먹지만, 제 혈당을 음식으로 조절하는 방법을 알고 있기 때문에 혈당이 오를 만한 음식은 양을 조절해서 먹거나 요령 있게 먹습니다. 어쩔 수 없이 좀 많이 먹었다면 그 이후로 당분간은 음식 조절에 굉장히 집중합니다. 그래서 지금도 당뇨약 없이 혈당을 잘 관리하고 있는 것입니다.

혈당과 체중은
당뇨 관리의 기본

당뇨병이 잘 관리되고 있는지를 보여주는 바로미터는 혈당과 체중입니다. 따라서 당뇨환자는 약 복용 여부에 상관없이 항상 자신의 혈당과 체중 변화에 관심을 기울여야 합니다.

혈당 수치와 체중이 안정적으로 유지되고 있다면 잘 먹고 잘 운동하고 있다는 뜻입니다. 혈당이 불규칙하게 오르내린다면 음식에 문제가 있을 확률이 높고, 체중이 갑자기 늘거나 줄었다면 혈당 수치에 이상이 생겼다는 증거일 수 있습니다.

혈당 수치와 체중에 변화가 생겼다면 식생활과 생활습관을 다시 점검해봐야 합니다. 똑같은 음식을 먹어도 몸 상태에 따라서 혈당 수치가 더 올라갈 수 있습니다. 그러니 안심하지 말고 반드시 규칙적으로 혈당과 체중을 확인하는 습관을 들입니다.

적어도 일주일에 한 번, 식전·식후혈당 재기

혈당이 안정되면 혈당 재는 횟수를 조금씩 줄여도 됩니다. 하지만 오랫동안 혈당에 문제가 없었다고 하더라도 일주일에 한 번은 꼭 식전과 식후혈당을 측정합니다. 저 역시 혈당이 안정되면서 하루에 한 번, 격일에 한 번, 2~3일에 한 번, 일주일에 2번, 일주일에 한 번씩으로 혈당 측정 횟수를 줄였습니다. 하지만 일주일에 적어도 한 번은 꼭 식전과 식후 2시간 혈당을 측정하지요. 특히 몸이 피곤하거나 갈증이 나는 등 컨디션이 조금이라도 좋지 않을 때는 무슨 일이 있어도 꼭 재어봅니다.

매일 아침 체중 재는 습관 들이기

혈당과 체중은 관련이 깊습니다. 혈당 수치가 안정적이면 체중에 변화가 없지만, 혈당 수치가 불안정하면 체중이 요동치지요. 따라서 당뇨환자는 매일 체중을 재는 것이 좋습니다. 2~3일간 체중이 1kg 이상 차이가 나면 꼭 혈당을 재야 합니다. 체중이 늘거나 줄어드는 것은 혈당 상승의 증거일 수 있습니다.

혈당이 올랐다면 다시 하루에 8번씩 혈당을 재면서 식습관과 생활습관을 점검해야 합니다.

당뇨환자에게
소식은 필수

당뇨환자에게 과식은 금물입니다. 한 번에 많은 음식을 먹으면 췌장은 혈당을 낮추기 위해 급히 많은 인슐린을 만들어내야 하기 때문입니다. 췌장의 일을 덜어주기 위해 삼시 세끼를 적절한 양으로, 규칙적으로 먹는 것이 중요합니다. 일정한 간격을 두고 적정량을 먹으면 인슐린의 기능이 조금 떨어져도 췌장이 감당할 수 있습니다.

저 역시 넘치는 식욕 때문에 적당한 양을 먹고 숟가락을 놓는다는 것이 쉽지 않았습니다. 식욕은 정말로 생각보다 조절하기가 어렵습니다. 하지만 열심히 당뇨병에 대해 연구하다 보니 몇 가지 유용한 방법을 찾을 수 있었습니다. 여러분도 다음과 같은 방법을 따른다면 소식을 생활화하기가 한결 수월해질 것입니다.

천천히 식사하기

위장에 음식이 들어오면 뇌는 신경중추를 통해 포만감에 대한 신호를 전달받습니다. 문제는 이 신호가 뇌에 전달되려면 약 20분가량의 시간이 소요된다는 사실이지요. 막상 먹을 때는 부족한 듯했는데 나중에 포만감이 느껴지는 것은 이 때문입니다. 그러므로 최소 20분 이상 천천히 식사를 해야 합니다.

오래 씹기

음식을 씹는 행위는 포만감을 전달하는 신경중추를 자극하는 효과가 뛰어납니다. 음식을 오래 씹으면 자연스럽게 식사 시간도 늘어나기 때문에 쉽게 포만감을 느낄 수 있지요. 한 숟갈에 30회 이상 꼭꼭 씹은 후에 삼키는 습관을 가져야 합니다. 물론 췌장의 일을 덜어줄 수 있다는 장점도 잊으면 안 됩니다.

소금과 고춧가루 적게 쓰기

짜거나 매운 음식은 식욕을 자극하여 식사량을 늘릴 뿐 아니라, 포도당의 흡수를 촉진하고 혈류량을 증가시켜 혈당을 오르게 합니다. 따라서 소금과 고춧가루는 평상시 사용하던 양의 3분의 1로 줄입니다. 이것만으로도 음식 섭취량을 크게 줄일 수 있습니다. 맛 때문에 소금과 고춧가루를 포기하는 것이 힘들다면, 비교적 혈당에 큰 영향을 주지 않는 카레가루, 후추, 허브와 같은 향신료를 사용합니다.

채소 먼저 먹기

보통 밥이나 고기반찬에 손이 먼저 갑니다. 하지만 과식을 막고 싶다면 의식적으로 채소반찬을 먼저 먹는 것이 좋습니다. 식이섬유가 풍부한 채소는 음식이 소화되는 속도를 늦추기 때문에 혈당 조절에 도움이 됩니다. 또한 채소를 먼저 먹으면 자연스럽게 주식의 섭취량도 줄어듭니다.

술, 담배, 스트레스는 당뇨의 적

금주와 금연은 당뇨환자에게 선택이 아니라 필수 사항입니다. 건강한 사람에게 해로운 술과 담배가 당뇨환자에게 이로울 리 없습니다. 그나마 술은 담배보다는 덜 치명적입니다. 당뇨약 없이 혈당이 안정적으로 유지된다면 아주 약간의 술은 혈당에 큰 문제를 일으키지 않습니다. 그렇다고 먹어도 좋다는 뜻은 아닙니다. 최선은 술을 완전히 끊는 것이지요. 하지만 도저히 불가능하다면 최대한 자제라도 해야 합니다.

담배의 독성화학물질은 췌장과 인슐린의 기능을 떨어뜨릴 뿐만 아니라 온몸을 떠돌면서 신경과 혈관, 근육에 악영향을 끼쳐 당뇨합병증을 직접적으로 유발합니다. 남성들의 경우 당뇨병에 걸리면 성기능 저하를 경험하기 쉬운데, 여기에 담배까지 피면 혈액순환이 악화되어 성기능이 더욱 감퇴할 수밖에 없습니다. 신경과 눈, 뇌, 심장, 신장, 다리에도 혈액공급이 잘 안 되기 때문에 장기에 오작동이 초래되기 쉽고 상처도 잘 낫지 않지요. 또한 심장마비와 뇌졸중 위험도 증가합니다. 당뇨병에 걸린 순간 금연은 선택이 아닌, 생존의 문제라는 사실을 기억해야 합니다.

담배만 독성물질을 만들어내는 것이 아닙니다. 술을 마시면 간에서 알코올이 분해되면서 아세트알데히드라는 독성화학물질이 만들어집니다. 이 독성물질은 전신을 돌면서 온몸의 세포를 손상시키기 때문에 체내 혈당조절시스템에 오작동이 발생할 수밖에 없습니다. 술을 마시면 혈액순환이 좋아진다고 생각하는 사람들이 많은데, 이것은 한두 잔 마실 때만 해당됩니다. 3~4잔 이상 마시면 혈관이 오히려 좁아지기 때문에 신경병증, 당뇨병성 망막증, 녹내장, 백내장, 심뇌혈관질환 같은 당뇨합병증을 초래할 수 있습니다.

당뇨환자들이 가장 많이 하는 착각 중 하나가 술을 마시면 혈당이 낮아진다는 생각입니다. 실제로 과음을 하고 나면 다음날 아침 혈당이 낮아지는 경우가 종종 있으니까요. 그러나 이것은 과음으로 간 기능이 떨어져 혈당이 낮아진 것을 오해하는 것입니다. 과음은 틀림없이 부메랑이 되어 오후 혈당을 상승시킵니다. 어쩔 수 없이 술을 마셔야 할 때는 3~4잔을 넘기지 말아야 하고 혈당을 올리는 안주는 피해야 합니다. 곡류중독 당뇨환자에게는 생선회, 육류중독 당뇨환자에게는 녹두전이 안주로 그나마 적당합니다.

당뇨환자에게 허용되는 술은 3~4잔 미만이며, 술자리도 일주일에 한 번 정도가 최대치라는 사실을 기억하세요. 물론 단 한 잔도 마시지 않는 것이 최선입니다.

마지막으로 스트레스도 당뇨를 위협하는 적입니다. 스트레스를 흔히 만병의 근원이라고 하는데, 당뇨병도 예외는 아닙니다. 스트레스를 받으면 각종 스트레스 호르몬이 분비되는데, 스트레스 호르몬은 위급상황에 대처하기 위한 호르몬이기 때문에 근육에 필요한 에너지원인 포도당을 급격히 혈액 속으로 내보냅니다. 당연히 고혈당 상태가 유지되고, 췌장은 인슐린을 분비하느라 힘들게 일해야 합니다. 이처럼 만성 스트레스로 고혈당 상태가 지속되면 당뇨약 끊기는 요원한 목표가 될 수밖에 없습니다.

당뇨환자에게 스트레스는 '폭탄'과 다름없습니다. 스트레스라는 폭탄이 던져지면 당뇨환자는 방치하지 말고, 즉시 제거하는 습관을 들여야 합니다. 앞서 설명한 숨쉬기운동과 명상, 요가, 산책, 운동, 취미활동 등이 스트레스 조절에 도움이 됩니다. 충분한 수면도 중요합니다.

그런데 스트레스는 누군가에게 조언을 듣는다고 해결될 문제가 아닙니다. 이에 대해서는 자기 자신보다 나은 의사가 없지요. 스트레스의 근본 원인을 제3자처럼 객관적으로 볼 수 있어야 하고, 스트레스 상황에 대해 나름의 현명한 대처법을 마련해야 합니다.

> **TIP** 차라리 독주를 마셔라
>
> 사회생활을 하다 보면 술자리를 피할 수 없는 상황에 직면하기 마련입니다. 하지만 한두 잔의 술도 당뇨환자의 혈당을 크게 좌우할 수 있다는 사실을 잊어서는 안 됩니다. 맥주, 막걸리, 정종, 사케 같은 곡주는 최대한 피합니다. 당뇨환자에게는 차라리 소주, 위스키, 진, 브랜디, 럼, 보드카, 데킬라 같은 증류주가 낫습니다.

당뇨식을 맛있게 먹는 7가지 비결

식도락은 인생에서 결코 빼놓을 수 없는 즐거움이고 삶의 활력소입니다. 당뇨환자에게도 변하지 않는 진리이지요. 당뇨환자가 당뇨식이를 오래 실천할 수 있는 힘도 맛있는 음식과 즐거운 식사 자리에서 나올 수 있습니다.

저는 맛없는 식단을 지켜야 한다는 사실이 싫거나, 실천할 자신이 없어서 당뇨식이를 포기해야 했던 수많은 사람들에게 알려주고 싶습니다. 당뇨식이도 얼마든지 맛있고 멋있게 즐길 수 있다는 사실을 말이지요. 비결은 다음의 7가지에 있습니다.

1. 향신료로 음식에 맛을 더한다.

소금, 간장, 고춧가루, 고추장 같은 짜고 매운 양념을 덜 넣는 대신, 맛을 더해줄 다양한 향신료를 넣어서 새로운 음식 레시피를 만들 수 있습니다. 후추, 카레, 계피, 생강, 고추냉이, 사프란, 바질, 파슬리, 로즈마리, 월계수잎, 민트, 머스터드, 세이지, 올스파이스, 카다몸(소두구), 코리앤더(고수), 너트멕(육두구), 터메릭(강황) 등 세상에는 셀 수 없이 많은 향신료가 있습니다. 향신료 코너에 가서 맘에 드는 향신료 5가지를 골라 요리할 때 사용해보세요. 소금 대신 카레를 쓰고, 고춧가루 대신 고추냉이를 써도 원하는 맛을 낼 수 있다는 사실에 깜짝 놀라게 될 것입니다.

2. 조미료는 직접 만들어 사용한다.

짠맛을 원할 때는 소금 대신 간장이나 된장을 사용해보세요. 이때는 되도록 집에서 담근 간장과 된장을 사용하는 것이 좋습니다. 시중에 판매되는 제품은 식품첨가물이 많아 좋지 않습니다. 새우, 멸치, 마늘, 생강, 강황, 다시마, 버섯, 우엉 등을 말린 뒤가루로 빻아서 천연조미료를 만드는 것도 좋은 방법입니다.

3. 단맛은 과일을 이용한다.

단맛이 필요할 때는 설탕 대신 과일을 갈아서 사용합니다. 이때도 음식테스트를 통해 자신의 혈당을 덜 올리는 과일을 선택합니다. 여의치 않다면 결정과당이 대안이 될 수 있습니다. 결정과당은 시중에 몇 개의 제품이 나와 있는데 일반 설탕보다 당도가 높아서 적은 양으로도 단맛을 낼 수 있고, 포도당이 들어 있지 않아 혈당 상승 문제에서도 비교적 자유롭습니다.

4. 샐러드에 드레싱을 뿌리지 않고 찍어 먹는다.

신선한 채소는 곡류중독과 육류중독 당뇨환자에게 모두 좋은 식재료입니다. 그러나 샐러드에 뿌려 먹는 드레싱을 잘못 선택하거나 너무 많이 뿌리면 먹지 않느니만 못합니다. 기본적으로 소금, 설탕, 고춧가루는 모두 빼고 간장, 식초, 들기름이나 발사믹식초, 레몬즙, 올리브유 등과 각종 향신료를 이용해 드레싱을 만듭니다. 시판되는 드레싱에는 당이 함유되어 있으므로 가능한 한 먹지 않는 것이 좋지만 상황이 여의치 않다면 샐러드에 뿌리지 말고 살짝 찍어 먹습니다.

5. 다양한 색깔로 식욕을 돋운다.

빨간색, 초록색, 노란색, 흰색, 검은색 등 다양한 색깔의 식재료로 식탁을 차립니다. 항산화 성분은 대부분 식물성 색소에 많이 함유되어 있으므로 다양한 색깔의 채소로 밥상을 차리는 것이 좋습니다. 빨간색, 초록색, 노란색을 한꺼번에 먹을 수 있는 가장 편리한 방법은 파프리카를 이용하는 것입니다.

6. 예쁜 식기에 담아 먹는다.

냉장고에서 꺼낸 반찬통을 그대로 밥상에 올리면 얼마나 먹었는지 가늠하기 어려울 뿐 아니라, 매일 같은 음식을 먹는 것 같아 당뇨식이 더 싫어집니다. 무릇 같은 음식도 담는 그릇에 따라 맛이 다르게 느껴지는 법이지요. 한 끼를 먹더라도 정성스럽게 제대로 차려 먹는 습관을 들이도록 합니다. 개인적으로 저는 흰색 식기를 좋아합니다. 음식 고유의 색상을 더욱 돋보이게 할 뿐 아니라 위생적인 느낌을 줘서 식욕을 돋우기 때문이지요.

7. 조명을 밝히고 분위기를 바꿔본다.

아무데서나 대충 먹지 말고 조명이 환한 식탁에서 바른 자세로 앉아 식사하는 습관을 들입니다. TV를 보거나 일을 하면서 식사를 하는 것은 좋지 않습니다. 식사를 하면서 다른 일을 하면 어느 정도의 양을 먹고 있는지, 꼭꼭 씹어 먹고 있는지 알기 힘들고, 자칫 과식이나 좋지 않은 식습관으로 이어질 수도 있습니다. 한 끼를 먹더라도 레스토랑에 온 것처럼 분위기를 갖추어 먹는다면 당뇨식에서도 얼마든지 먹는 즐거움을 찾을 수 있습니다.

건강한 식습관을
물려줄 수 있다

한의원을 찾은 당뇨환자들 중 적지 않은 사람이 "부모님께서 당뇨병과 그로 인한 합병증으로 투병한 경험이 있기 때문에 나에게 찾아온 당뇨가 더욱 무섭게 느껴진다"고 호소합니다. 그렇다면 당뇨병은 유전이 되는 병일까요? 내가 당뇨병이면 내 아이도 당뇨병에 걸릴 확률이 높은 걸까요?

여러 가지 당뇨병 관련 유전자가 밝혀지긴 했으나 당뇨병의 유전 위험도는 비교적 낮다는 것이 전문가들의 일반적인 견해입니다. 즉, 유전적인 영향보다는 후천적이고 환경적인 요인이 당뇨병 발생에 더 크게 작용한다는 뜻입니다.

당뇨병은 잘못된 식습관과 생활습관이 초래한 후천적인 질병에 가깝습니다. 배우자나 아이도 걸리지 않을까 걱정하기에 앞서 자신이 가진 잘못된 식습관이나 생활습관은 무엇인지부터 살피고, 그것을 먼저 고쳐나가야 합니다. 두려워해야 할 것은 깊숙이 잠자고 있는 당뇨병 유전자가 아니라, 잠자고 있는 그 유전자를 건드려 깨우는 잘못된 식습관입니다.

당뇨환자 한 사람이 적극적으로 식단을 바꾸면 다른 가족들도 함께 먹을 수밖에 없습니다. 당뇨환자의 식탁에는 기본적으로 흰쌀밥이나 설탕, 밀가루 음식 등 혈당을 올리는 음식이 사라집니다. 대신, 현미밥과 두부, 콩, 채소, 살코기 등이 올라오지요. 이는 당뇨환자에게만 좋은 것이 아닙니다. 당뇨병이 아닌 사람도 이와 같은 식단을 통해 보다 건강하고 풍부한 영양을 섭취할 수 있습니다. 가족 모두가 건강한 식사를 할 수밖에 없습니다. 특히 성장기 아이가 있는 집이라면 아이에게 건강한 식습관을 그대로 물려줄 수 있으니 일석이조입니다.

평생 먹어야 하는 불편한 식단이 아니라 온 가족이 함께 건강한 식습관을 가질 수 있는 좋은 기회라고 생각하면 어떨까요? 이것은 당뇨약 끊기 3개월 프로그램으로 얻게 될 기분 좋은 보너스가 될 것입니다.

'변화와 자극'이야말로 진짜 건강의 비밀

당뇨병뿐 아니라 모든 성인병은 틀에 박힌 생활의 반복에서 기인한다는 것이 제 생각입니다. 다람쥐 쳇바퀴 돌듯 활력이 존재하지 않는 하루하루, 이것이 도시에 사는 수많은 사람들의 현실입니다.

매일 같은 패턴을 유지하며 늘 똑같은 상황에 놓여 있는 것, 이것은 마치 모든 분자들이 분해되어 자연의 상태로 돌아가는 것과 같습니다. 즉, 죽음입니다.

삶에는 자극이 필요합니다. 자극이 있어야 몸이 반응하고 그 반응으로 인해 살아있음을 스스로 반복해서 깨우치게 되지요. 음식도 마찬가지입니다. 매일 똑같은 음식만 먹으면 병이 생깁니다. 반복되는 일정한 자극에 대한 인체의 당연한 반응입니다. 음식중독 역시 이와 같은 이유로 생기는 것입니다.

혹시라도 컨디션이 예전 같지 않다면 평소 사고 싶었던 물건을 구입해보거나, 생전 먹어본 적 없는 새로운 음식에 도전해보길 바랍니다. 인생에는 너무나도 다양한 자극이 있습니다. 틀에 박힌 안일함과 게으름에서 탈출해 소소하고 즐거운 자극이 가득한 세상에 자신을 내놓아보는 것은 어떨까요?

그것이 제가 발견한 진.짜. 건강의 비결입니다.

7

당뇨약을 끊은 사람들

나는
이렇게 당뇨약을
끊었습니다

아무리 병원을 다녀봐도 모두 같은 말뿐입니다.
제때 당뇨약을 먹어 혈당을 안정적으로 유지하는 것이
최선의 치료 방법이라고요.
그렇지 않습니다.
당뇨약 없이 혈당을 조절할 수 있다면 그것이 최선입니다.
이미 많은 사람들이 성공했습니다.

* 사례 환자의 신상 보호를 위해 이름, 지역명 등 몇 가지 정보는 수정되었음을 알려드립니다.

3개월 만에 정상이 되다니!

송민규(남, 39세)

건강검진으로 공복혈당이 189mg/dL라는 사실을 알게 되었습니다. 특별히 몸 관리를 하지는 않았지만 젊으니까 건강할 거라고 생각했기에 충격이 컸지요. 무엇보다 앞으로의 회사생활이나 가정생활에 문제가 되진 않을까 걱정이 앞섰습니다.

몸 상태가 나빠져 병에 걸린 것이라면 약만 먹는다고 해결될 것 같지는 않았습니다. 그 근본 원인을 없애야지요. 그래서 이번 기회에 아예 식습관과 생활습관을 싹 바꿔보자고 마음먹었습니다.

이제 와서 하는 말이지만, 솔직히 3개월 만에 혈당 수치가 정상이 될 수 있다는 말을 믿지 않았습니다. 그저 아무것도 하지 않는 것보다는 적극적으로 내 몸을 위해 노력해보자는 마음으로 시작했지요.

처음 해당식단을 시행했을 때는 이렇게 맛없는 걸 먹어야 되나, 스트레스가 심했습니다. 쌀밥을 못 먹는다는 것도 큰 스트레스였고요. 하지만 식단을 완전히 바꾸고 나니 2주 후부터 당 수치가 떨어지기 시작했습니다.

한 달 정도가 지나니까 예전보다 조금만 먹는데도 배가 훨씬 덜 고팠습니다. 예전에는 달고 기름진 음식을 잔뜩 먹어도 그렇게 배가 고프더니, 간식으로 토마토나 가지 정도만 먹는데도 배가 고프지 않아서 신기했습니다. 근력운동을 열심히 했더니 출퇴근도 한결 덜 피로했지요. 그래서 신이 나서 더 열심히 프로그램을 실천했습니다.

지금 저는 아침 공복혈당은 95~105mg/dL, 식후 2시간 혈당은 120mg/dL 정도를 유지하고 있습니다. 물론 어떤 음식을 먹느냐에 따라 달라지긴 하지만, 아이스크림이나 팥빙수 같은 금지 음식을 먹어도 크게 오르지 않습니다. 예전처럼 많이 먹지 않고 적당량을 즐기는 수준에서 멈추기 때문입니다. 지금도 늘 먹는 것에 주의하고, 해당식단의 재료들을 평소에 많이 섭취하려고 노력합니다. 우엉차를 만들어 자주 마시고 버섯과 무, 당근을 반찬으로 즐겨 먹지요.

3개월 프로그램 동안에는 빵이나 과자 같은 간식이 너무 먹고 싶어서 조금 먹기도 했습니다. 그리고 바로 후회하고, 그러다 참지 못해 먹고, 또 자책하는 일이 몇 번이나 반복되었지요. 그런데 지금은 빵이나 간식이 그다지 먹고 싶지 않습니다. 지금 생각해보면 먹으면 안 된다는 생각에 더 먹고 싶었던 것 같습니다.

솔직히 3개월 프로그램이 끝나고 제 몸이 이렇게 정상이 되었다는 사실이 믿기지 않습니다. 워낙 먹는 것을 좋아해서 체중이 생각만큼 많이 빠지진 않았지만 근육량이 늘고 전체적으로 건강해져 아주 만족스럽습니다. 주말에는 등산이나 여행도 다니면서 하루하루 즐겁게 지내고 있습니다. 앞으로도 계속 음식 관리하고 운동도 꾸준히 해서 건강하게 살고 싶습니다.

첫 2주가 지나자 모든 것이 편안해졌습니다

최남현(남, 46세)

처음 당뇨약을 먹기 시작했을 때의 식후혈당 수치는 300mg/dL 초반이었습니다. 당시 당뇨약 외에도 혈압약과 심장약까지 모두 7개의 알약을 하루 3번 복용했지요.

당뇨약을 먹기 시작하니 혈당이 130대로 낮아졌지만 잠을 자도 피로가 풀리지 않았고, 평생 약을 먹어야 된다는 생각에 무력감과 자괴감이 커져갔습니다. 모든 상황이 부정적으로만 느껴졌고, 매사에 무기력했지요. 그래도 당뇨만 나을 수 있으면 뭐든지 할 수 있다고 생각했습니다.

하지만 어느 병원을 가도 똑같은 말뿐이었습니다. 약을 끊을 수 있는 방법은 없고 결국 인슐린 처방만이 답이라고 했습니다. 약만 끊을 수 있다면 환자라는 생각에서 벗어날 수 있을 것 같았고, 약만 끊을 수 있다면 다시 힘을 내서 열심히 살 수 있을 것 같았습니다. 그러던 중 당뇨약 끊기 3개월 프로그램을 알게 되어 절박한 마음으로 시작했습니다.

처음 해당식단을 따르기 시작했을 때는 정말 힘들었습니다. 고기반찬이 없으면 밥을 안 먹을 정도로 고기를 좋아했는데, 하루 세끼 고기 대신 현미밥과 채식 위주로 식사를 하니 미칠 것 같더군요. 갑자기 줄어든 식사량과 해독현상 때문인지 두통도 생겼습니다.

그런데 신기하게도 2주 정도 지나자, 고기 생각도 안 나고 식사량도 많이 줄어들었습니다. 해당주스도 먹을 만하게 느껴지더군요. 두통도 사라졌습니다. 점점 혈당이 내려가면서 몸무게가 줄어들었고, 참으로 오랜만에 훈남 소리도 들어본 것 같습니다.

저는 3개월 과정 중 첫 2주를 제외하곤 크게 어려운 점이 없었습니다. 하지만 그 2주간의 불편함도 건강을 위해서라면 기꺼이 감수할 만하다고 생각합니다.

제 몸은 지금 정상이라고 자부합니다. 3개월 프로그램을 끝낸 후 지금까지 일주일에 한 번씩 식후혈당을 확인하고 있는데, 항상 130~160mg/dL 사이를 유지합니다. 오히려 지금은 건강의 중요성을 잘 아는 제가 다른 사람들보다 더 건강하게 사는 것 같습니다.

떨어지는 당 수치를 보며 삶의 희망을 느꼈어요

김숙자(여, 57세)

언제부터인가 갈증이 심했고, 소변도 자주 봤습니다. 또한 갑자기 체중이 10kg 정도 급속도로 빠졌고, 머리만 기대면 잠이 들 정도로 늘 피곤했습니다. 그러다 문득 내 몸이 정상이 아니라는 생각이 들어 병원에 갔더니 당뇨라고 하더군요.

당뇨병 진단을 받고 한순간 지옥으로 떨어지는 것 같았습니다. 지난 30년 동안 시어머니의 당뇨 간병을 해서 약과 주사, 그리고 무시무시한 당뇨합병증을 너무나 잘 알고 있었기 때문입니다. 그래서 더 겁이 나고 무서웠습니다.

왜 알아채지 못했을까요? 당뇨병을 그렇게 잘 알고 있으면서 정작 내 몸의 증상은 알아차리지 못한 게 한심했습니다.

처음 내원할 당시 저는 500mg/dL가 넘는 식후혈당 수치가 나왔습니다. 의사 선생님은 약과 함께 인슐린 주사도 권했지만 그것만큼은 피하고 싶었습니다. 그래서 운동도 많이 하고 음식도 조심하겠다, 스스로 노력을 해보겠다고 하고 약만 받아 돌아왔습니다.

약을 먹으니 확실히 혈당이 눈에 띄게 떨어지더군요. 하지만 약만 먹으면 속이 쓰리고 매스껍고 울렁거렸습니다. 자꾸 힘이 빠지고 기운이 없어 움직이는 것도 귀찮았고, 짜증이 밀려왔습니다.

그러던 중 3개월 내에 당뇨약을 끊을 수 있다는 이야기를 전해 들었습니다. 정말 가능할까 의심도 들었지만 양약을 먹지 않아도 되는 방법이 있다니 너무 반가웠습니다. 곡류를 끊고 해당식을 먹자, 당 수치가 조금씩 떨어지면서 양약의 복용량이 줄어들었습니다. 체중이 빠지니 무릎 통증도 사라지고 부종도 현저히 줄어들었지요.

사실 초기에는 갑자기 먹지 못하는 음식이 많아졌다는 생각에 스트레스가 심했습니다. 처음 한 달은 입맛에 맞지 않는 음식을 먹다 보니 구토도 하고 변비도 심했지요. 음식을 먹지 못하니 사람들을 만나는 것도 싫었고, 식구들 먹을 음식을 따로 만드는 것도 고역이었습니다. 만들어도 정작 나는 먹지 못하고, 간조차 볼 수 없다니 너무 서글펐습니다.

하지만 이런 모든 불편함과 스트레스는 안정되어 가는 당 수치와 건강해지는 몸을 보며 조금씩 사라졌습니다. 피로감도 확연히 줄어들었고, 운동을 꾸준히 하면서 몸도 가벼워졌지요. 건강해지고 있다는 느낌이 저를 더 해당식단에 집중하게 만들었습니다.

지금은 약을 모두 끊었고, 혈당 수치도 안정적으로 유지되고 있습니다. 며칠 전에 검진 차 내과에 들렀는데, 의사 선생님이 말씀하시더군요. 당뇨병 치료는 이제 받지 않아도 될 것 같고, 지금처럼 운동만 꾸준히 하고 음식 관리만 잘하면 문제없다고 말입니다.

당뇨병을 전화위복의 기회로 삼았습니다

오창식(남, 65세)

'당뇨병에 걸릴 만큼 무슨 잘못을 했던가? 어떻게 나에게 이런 일이….'

검사결과가 잘못됐을 거라고 어떻게든 현실을 부정하고 싶었습니다. 믿을 수가 없어 다른 병원에서 혈당 검사를 다시 받았지만, 결과는 마찬가지였지요. 이미 나는 당뇨환자였던 것입니다. 남들보다 특별히 더 잘못 산 것도 아니고, 술을 더 많이 마신 것도 아니고, 심지어 담배도 끊었는데, 왜 하필 내가 당뇨라는 병에 걸렸는지 모든 게 원망스러웠습니다.

검진 당시 저의 혈당 수치는 식전 250mg/dL였고, 6개월 전부터 전형적인 당뇨 증상이 있었습니다. 항상 피곤하고 체중이 빠지고 물을 끝도 없이 마시고…. 그때는 이런 증상들이 당뇨로 인한 것인지 꿈에도 몰랐습니다. 그런데 확진을 받고 인터넷을 검색해보니 그동안 저에게 일어났던 모든 일들이 모두 당뇨병의 징후였습니다.

평생 약을 먹고 살아야 한다는 말에 절망감을 느꼈습니다. 당뇨약을 장기간 복용하면 부작용과 내성이 생길 수 있다는 말도 두렵더군요. 당뇨약을 먹은 지 일주일째, 나는 약을 끊을 수 있는 방법을 찾기 시작했습니다.

그러다 '당뇨약 끊기 3개월 프로그램'을 알게 되었고 곧바로 시작했습니다. 몸의 변화를 느끼는 데는 그리 오랜 시간이 걸리지 않았지요. 혈당 수치가 바로 말해주었기 때문입니다. 일주일 만에 식전혈당이 106mg/dL로 뚝 떨어졌습니다. 너무 놀라서 믿을 수가 없더군요. 다른 사람보다 변화의 폭이 훨씬 크다며 선생님도 기뻐해주셨습니다. 하루만 그렇게 낮게 나온 것은 아닐까 걱정되었지만 기우에 지나지 않았습니다. 혈당은 이후에도 안정적으로 유지되었습니다.

처음부터 모든 게 좋았던 것은 아닙니다. 저는 곡류중독이었기에 밥을 끊어야 했습니다. 매일 먹고 살던 밥을 먹지 못한다는 것, 그리고 고약한 냄새의 해당주스를 매 끼니 먹어야 한다는 것이 정말 힘들었습니다. 특히 해당주스는 냄새가 정말 역했습니다. 역한 냄새를 참고 먹는 건 더 힘들었지요. 하지만 치료를 위해서라고 생각하니 참고 먹을 만했습니다. 그리고 3개월쯤 마시고 나니 새로운 맛이 느껴지더군요. 단맛, 고소한 맛, 짭짤한 맛…. 신기하게도 채소 고유의 맛이 입 안에서 따로따로 느껴졌습니다. 처음에는 입맛에 맞지 않더라도 이 부분은 시간이 해결해준다고 생각합니다.

당뇨약을 끊은 지금도 혈당은 정상권에 머물고 있습니다. 과로를 하거나 평소에 먹지 않던 음식을 먹어도 식전혈당 수치가 130mg/dL 이상으로는 올라가지 않습니다. 스스로 몸을 치료했다는 자부심 때문인지 컨디션도 최상의 상태를 유지하고 있습니다.

지금 생각해보면 당뇨병은 제 인생에서 전화위복의 기회였습니다. 해당식단으로 뱃살도 뺄 수 있었고, 일주일에 몇 번씩 마시던 술도 요즘은 거의 마시지 않습니다. 한 달에 한 번 할까 말까 했던 운동은 이제 매일 조금씩이라도 잊지 않고 하려고 노력합니다. 아내와 함께 일주일에 한 번은 꼭 등산을 하는데, 이 또한 삶에 큰 낙이 되었습니다. 잔소리만 하던 아내도 변한 제 모습이 흡족한지 부부 사이도 부쩍 좋아진 것을 느낍니다. 편리한 당뇨약에 의지하며 똑같은 생활방식을 유지했다면 상상도 할 수 없는 일이지요. 앞으로도 지금보다 더 열심히 가려 먹고, 더 열심히 운동하면서 내 몸과 가족을 더 소중히 아끼려고 합니다.

스스로 이겨냈다는
자신감이 가장 큰 성과입니다

박용수(남, 60세)

3년 전 허리가 아파 정형외과에 입원했다가 식후혈당 수치가 270mg/dL라는 사실을 알게 되었습니다. 내과 진료를 받아보니 당뇨병이 맞았습니다. 약을 먹어야 된다고 하더군요. 그것도 평생! 혈압약을 먹고 있는데 당뇨약까지 먹어야 된다는 생각에 몹시 우울했습니다.

'이제부터는 평생 약을 달고 살겠구나.'

눈앞이 깜깜했습니다. 한 달 정도 성실히 당뇨약을 복용했지만, 여전히 평생 약을 먹어야 한다는 사실이 너무 싫었습니다. 그래서 나름대로 이런저런 노력들을 했습니다. 당뇨에 좋다는 누에가루, 꾸지뽕, 산야초효소 등 안 먹어본 게 없지요. 혈당 수치는 낮아졌지만 여전히 160~200mg/dL 사이를 왔다 갔다 했습니다. 결국 평생 약을 먹고 살아야 하나, 자포자기하게 되었습니다. 그때 '당뇨약 끊기 3개월 프로그램'을 알게 되었습니다.

당뇨약을 끊는 방법에 대해 듣고 나니, 나도 식생활을 바꾸고 규칙적으로 운동을 하면 당뇨병을 이겨낼 수 있을 것 같았습니다. 당뇨병은 생활습관병이라고 하지 않습니까!

3개월 동안 특별히 힘들었던 점은 없었습니다. 평소 제일 좋아하던 과일을 참아야 했던 것 외에는 해당식단도 나름 잘 지켰지요. 다만, 한 가지! 식사량은 조절하기 힘들었습니다. 더 먹고 싶은 마음을 절제하는 것이 가장 힘들었던 것 같습니다. 그런데 생각해보면 별로 절제한 것도 없습니다. 원래 과식을 했던 터라, 제 딴에는 소식이라고 해봐야 남들 식사량이니까요.

현재 저의 식후혈당 수치는 140mg/dL 내외입니다. 지난 3개월 동안 사업상 술자리가 많았고 피할 수도 없어서 프로그램을 완벽히 따를 수 없었던 게 좀 아쉽습니다. 그것만 아니었다면 훨씬 더 좋아졌을 텐데…. 하지만 먹고 살려면 어쩔 수 없는지라, 이 정도의 결과로도 매우 만족합니다.

저에게는 아직 갈 길이 남았습니다. 앞으로 6개월 내에 식전 혈당 수치를 110mg/dL 이하로 끌고 내려가는 것이 목표입니다. 과식만 조심하고 운동을 좀 더 열심히 한다면, 체중도 더 빠지고 혈당도 더 떨어질 거라고 생각합니다.

언제까지 병원과 약의 도움으로 살 수는 없지 않겠습니까? 내 몸을 관리하여 스스로 병을 극복할 수 있다는 자신감이 지난 3개월 동안 얻은 가장 큰 성과가 아닌가 싶습니다.

당뇨는 실천하는 만큼 좋아집니다

양준철(남, 43세)

올해 초, 건강검진을 통해 당뇨병 진단을 받았습니다. 돌이켜보면 지난 몇 년간 다음, 다식, 다뇨 증상이 있었지만 당뇨라는 병에 무지했던 탓에 심각하게 받아들이지 않았던 것 같습니다. 정말 후회스럽더군요.

식후혈당 수치는 250~300mg/dL 정도였습니다. 고지혈증 소견도 있어서 당뇨약과 고지혈증약을 각각 한 알씩 복용하게 되었습니다. 이런 약을 매일 먹어야 한다니 걱정부터 앞섰습니다. 한 알이 2알 되고, 2알이 3알 될 것만 같았습니다. 그래서 양약을 먹지 않고 혈당을 조절할 수 있는 방법은 없는지 알아보기 시작했습니다.

신동진 원장님께 처음 진료를 받던 날, 인터넷을 통해 알고 있던 저의 당뇨 상식이 틀렸다는 것을 알게 되었습니다. 커피는 설탕을 넣지 않으면 마셔도 된다고 생각했는데, 선생님은 커피는 그 자체로 당뇨병에 좋지 않다고 하셨습니다. 그때였습니다. 인터넷상에서 떠도는 당뇨병에 관한 무수한 정보들이 과연 옳은 것인가 하는 의구심이 생겼습니다. 저 역시 당뇨약을 끊기 위해 그런 정보들에 의지하며 이런저런 시도를 하고 있었으니까요. 이후부터는 오로지 혈당 수치에만 의지해 나한테 맞는 음식이 무엇인지 판단했습니다.

치료 중 가장 힘들었던 점은 예전부터 먹어왔던 음식들, 즉 밀가루 음식과 달콤한 음료수 등을 못 먹고 못 마신다는 것이었습니다. 생각보다 스트레스가 커서 약간의 우울증도 왔었지요. 하지만 정신적으로 나약해지면 당뇨병에 지고 만다는 생각으로 마음을 다잡고 치료에 열중했습니다.

3개월이 지나자 체중이 4kg 정도 감량되었습니다. 매일 간단한 운동을 했더니 체지방은 줄고 근육량은 늘어 체력이 좋아지고 몸도 가벼워졌습니다. 공복혈당은 120mg/dL까지 떨어졌고,

이후로도 계속 좋아져 100mg/dL 초반대로 안정되었습니다. 식후혈당은 150mg/dL 전후로 유지하고 있습니다. 손발이 저리던 것도 많이 좋아졌고, 전과는 비교할 수 없을 정도로 많이 건강해졌습니다. 매일 아침 잠자리에서 일어나는 것도 예전처럼 힘들지 않습니다. 물론 약도 완전히 끊은 상태입니다.

중독음식만 끊었는데도 혈당이 뚝 떨어지다니

김영숙(여, 54세)

몇 해 전 어깨관절이 좋지 않아 수술을 받기 위해 검사를 받던 중 당뇨가 의심되니 정확한 검사를 받아보라는 권고를 받았습니다. 그리고 검사 후 당뇨병 확진을 받았습니다. 다행히 초기 단계라 식이요법만 잘하고 당뇨약만 하루 한 알씩 먹으면 된다고 했습니다.

건강을 위해 그동안 운동도 열심히 하고 산에도 다니며 관리했는데 당뇨병이라니 기가 막혔습니다. 관절도 고장 나고 있는데 혈압약에 당뇨약까지, 이제 내 몸이 종합병원이 되는구나 싶어 슬펐습니다. 친정어머니가 당뇨합병증으로 고생하시는 걸 옆에서 지켜본 터라 걱정이 태산처럼 밀려왔습니다. 그래도 어찌 겠습니까! 일단 살아야 하니 병원에서 처방해준 대로 열심히 약을 챙겨 먹었습니다.

당뇨에 좋다는 음식도 찾아 먹었지만 혈당은 쉽게 내려가지 않았고 약 복용량은 점점 늘어나더군요. 당뇨약은 어느 새 한 알에서 2알이 되었습니다. 그렇게 약을 먹어도 공복혈당은 150mg/dL 이상, 식후혈당은 270mg/dL 정도였습니다. 혈압약에 혈액순환제까지, 먹는 약이 총 5가지가 되었습니다. 이런 약들을 1년 이상 먹다 보니 간이 안 좋아져 간장약까지 추가되었습니다. 매일 한 주먹씩 약을 먹는 처지가 된 것입니다.

지난해 정기검진을 받았는데 결과가 심각했습니다. 노인이 되었을 때 뇌졸중, 협심증, 심근경색, 혈관성치매에 걸릴 확률이 매우 높다는 내용이었습니다. 얼마 전 하늘나라로 가신 친정어머니는 생전에 당뇨합병증으로 거의 시력을 잃었습니다. 폐질환까지 생겨 나중에는 병원에서만 2년간 고생을 하시다 가셨지요. 친정어머니의 생전 모습이 떠오르면서 나도 그렇게 살게 되는 것은 아닐까 두려웠습니다. 아무런 대책 없이 당뇨합병증이 내 몸을 갉아먹기를 기다릴 순 없었습니다.

며칠을 고민하다가, '정말 약을 끊을 수 있을까?' 하는 의문과 기대감을 갖고 당뇨약 끊기 3개월 프로그램을 시작했습니다. 저는 곡류중독으로 판명되었습니다. 길면 6개월까지 걸릴 수 있다고 하는데 솔직히 자신이 없었습니다.

그런데 첫 주에 밥만 끊었을 뿐인데 혈당이 눈에 띄게 떨어져 깜짝 놀랐습니다. 평소 소식을 한 터라, 매일 먹어야 하는 음식의 종류와 양이 생각보다 많아서 또 깜짝 놀랐지요. 매 끼니 두부와 각종 채소, 해조류, 해당주스까지…. 양이 만만치 않았습니다.

매일 식사일기를 쓰면서 보니, 먹지 말아야 할 음식을 먹은 날에는 혈당이 어김없이 올라갔습니다. 그동안 막연히 몸에 좋을 거라고 생각하며 먹었던 음식들이 독이 될 수도 있다는 사실을 깨달았습니다. 냉장고와 수첩, TV 앞에 먹지 말아야 할 것과 먹어야 할 것을 크게 적어 붙여놓고 매일매일 철저하게 실천했습니다.

4개월 후에 저는 약을 끊을 수 있었습니다. 혈당도 안정권에서 유지가 되고, 체중도 줄었지요. 혈색이 좋아지고 날씬해졌다며 다들 예뻐졌다고 난리입니다. 오십이 훌쩍 넘은 나이에 예뻐졌다는 말을 들으니 뿌듯함과 기쁨이 이루 말할 수 없습니다. 무엇보다 기쁜 것은 당뇨약과 함께 혈압약과 간장약까지 모두 끊었다는 사실입니다.

이 프로그램을 몰랐다면, 끝까지 해내지 못하고 포기했다면 지금의 삶이 어떻게 되었을까…. 가끔 오싹한 생각이 듭니다. 저에게 주어진 제2의 삶이 너무 행복하고 감사합니다.

예전과는 전혀 다른 몸이 되었어요

이호영(남, 28세)

별 탈 없이 잘 지내며 살고 있었습니다. 그러다 회사에서 건강검진을 받았고 당뇨병 판정을 받았습니다. 이 나이에, 정말 말도 안 된다고 생각했습니다.

병원 검사결과 공복혈당이 327mg/dL였고, 당화혈색소는 9.2%였습니다. 간도 좋지 않았고 콜레스테롤도 정상보다 높았습니다. 무엇보다 고지혈증이 심각했습니다. 몇 군데 병원을 다녀봐도 좋아질 수 있다는 말보다는 평생 약을 먹어야 된다는 말만 했습니다.

당뇨약 끊기 프로그램을 시작하고 가장 눈에 띄게 변한 것은 체중입니다. 80kg이던 체중이 한 달 만에 7~8kg 줄었고, 3개월이 지난 지금은 62~64kg을 왔다 갔다 합니다. '푹 잤다'라는 느낌도 처음 알게 됐습니다. 평소 불면증이 있었고 잠을 자도 늘 피곤하다는 느낌을 갖고 있었는데, 잘 자고 일어나면 이런 기분이구나 하는 걸 새삼스레 알게 됐습니다. 예전에 운동으로 체중 감량을 했을 때는 기운이 달린다는 느낌이 있었는데, 이번에는 전보다 훨씬 가볍게 운동을 하는데도 체중이 빠지고, 기운이 없거나 힘들다는 생각이 전혀 들지 않았습니다.

주변 사람들은 그 나이에 겨우 그거 먹고 괜찮으냐며 걱정을 했습니다. 하지만 제 컨디션은 그 어느 때보다 최고였습니다! 해당 식단을 시작하고 처음 2주 정도만 허기지고 기운 없다는 느낌이 있었을 뿐, 이후부터는 오히려 전보다 더 기운이 나고 몸도 가벼워졌습니다.

물론 힘든 점도 있었습니다. 먹고 싶은 것을 참는 게 가장 힘들었습니다. 담배를 끊는 것도 쉽지 않았지요. 여자친구와의 데이트나 회식 자리에서 다른 사람까지 불편하게 만드는 것도 미안했습니다. 여자친구는 제가 먹을 수 있는 게 워낙 한정되어 있다 보니, 데이트할 때 닭가슴살샐러드를 도시락으로 싸 가지고 오기도 했습니다. 이런 주변 사람들의 배려와 도움 덕분에 3개월을 잘 버틸 수 있었던 것 같습니다.

일주일 전 피 검사를 통해 고지혈증과 간 수치가 완벽하게 정상으로 돌아왔다는 사실을 확인했습니다. 공복혈당은 95~105mg/dL, 식후혈당은 해당식단대로 먹으면 100~110mg/dL, 일반식을 소량 먹으면 125~140mg/dL로 나옵니다. 일주일 전에는 피자 한 조각과 떡볶이 2인분을 먹고 혈당을 재어보니 180mg/dL까지 올라가더군요. 하지만 다음날 105mg/dL로 다시 돌아온 걸 보면 제 몸이 확실히 건강해진 것 같습니다.

아버지는 당뇨병으로 이미 수년 째 당뇨약을 복용하고 계십니다. 물론 다른 당뇨환자들처럼 당뇨병은 낫지 않는다고 믿고 계셨지요. 제가 당뇨병 진단을 받았을 때도 '평생 약 먹으면 돼!' 하고 위로해주실 정도였습니다. 그랬기 때문에 당뇨약 끊기 프로그램을 한다고 했을 때도 반신반의하셨습니다. 하지만 지금은 아버지도 해당식단을 따라 하고 계십니다. 조만간 아버지도 저처럼 당뇨약을 끊게 되길 바랍니다.

음식테스트
&
식사일기
노트

* 당뇨약 끊기 3개월 프로그램을 하는 동안 식사일기는 매일 빠짐없이 써야 합니다.
* 중독음식을 끊고 해당식단을 잘 지켰지만 혈당이 안정되지 않거나, 프로그램 완료 후 새로운 음식을 접할 때는 음식테스트를 해서 '나만의 음식 목록'을 만듭니다.

음식테스트 작성법

1. 아침이나 저녁 식사 때 한 가지 음식만 먹고 음식테스트를 합니다. 자세한 테스트 방법은 본서 124쪽을 참고합니다.
2. 음식을 먹은 후에는 식전과 식후혈당, 혈당 차를 적습니다. 그런 다음 허기감은 간단히 상·중·하로 기록하고, 신체 컨디션은 기력, 소화, 대소변 상태 등을 적습니다.
3. 찾아보기 쉽게 곡류, 육류, 면류, 콩류, 채소, 기타 등으로 나누어 결과를 기록해둡니다.

식사일기 작성법

1. 아침에 기상하면 바로 체중을 재고 빈 칸에 적습니다.
2. 아침, 점심, 저녁식단의 메뉴를 적고 식전과 식후혈당을 적습니다.
3. 호흡운동, 눈운동, 다리운동을 했는지 OX로 적습니다.
4. 복약현황과 컨디션, 기분 등을 '약/인슐린 특이사항' 칸에 적습니다.
5. 그 밖에 기억해야 할 사항은 '메모' 칸에 적습니다.

_____ 테스트

음식 종류 \ 혈당 및 컨디션	식전 혈당	식후 2시간 혈당	혈당 차	허기감 (상·중·하)	신체 컨디션 (기력/소화/배변)

_____ 테스트

음식 종류 \ 혈당 및 컨디션	식전 혈당	식후 2시간 혈당	혈당 차	허기감 (상·중·하)	신체 컨디션 (기력/소화/배변)

_____ 테스트

음식 종류 \ 혈당 및 컨디션	식전 혈당	식후 2시간 혈당	혈당 차	허기감 (상·중·하)	신체 컨디션 (기력/소화/배변)

_____ 테스트

음식 종류 \ 혈당 및 컨디션	식전 혈당	식후 2시간 혈당	혈당 차	허기감 (상·중·하)	신체 컨디션 (기력/소화/배변)

1주 식사일기

날짜	체중 / 혈압	운동 (O/X)	아침식단		점심식단		저녁식단		약/인슐린 특이사항
			식전	식후	식전	식후	식전	식후	
/ 월	kg /	다리 ( ) 눈 ( ) 호흡 ( )							
/ 화	kg /	다리 ( ) 눈 ( ) 호흡 ( )							
/ 수	kg /	다리 ( ) 눈 ( ) 호흡 ( )							
/ 목	kg /	다리 ( ) 눈 ( ) 호흡 ( )							
/ 금	kg /	다리 ( ) 눈 ( ) 호흡 ( )							
/ 토	kg /	다리 ( ) 눈 ( ) 호흡 ( )							
/ 일	kg /	다리 ( ) 눈 ( ) 호흡 ( )							

메모

2주 식사일기

날짜	체중 / 혈압	운동 (O/X)	아침식단		점심식단		저녁식단		약/인슐린 특이사항
			식전	식후	식전	식후	식전	식후	
/ 월 /	kg	다리 ( ) 눈 ( ) 호흡 ( )							
/ 화 /	kg	다리 ( ) 눈 ( ) 호흡 ( )							
/ 수 /	kg	다리 ( ) 눈 ( ) 호흡 ( )							
/ 목 /	kg	다리 ( ) 눈 ( ) 호흡 ( )							
/ 금 /	kg	다리 ( ) 눈 ( ) 호흡 ( )							
/ 토 /	kg	다리 ( ) 눈 ( ) 호흡 ( )							
/ 일 /	kg	다리 ( ) 눈 ( ) 호흡 ( )							

메모

3주 식사일기

날짜	체중 / 혈압	운동 (O/X)	아침식단		점심식단		저녁식단		약/인슐린 특이사항
			식전	식후	식전	식후	식전	식후	
/ 월 /	kg	다리 ( ) 눈 ( ) 호흡 ( )							
/ 화 /	kg	다리 ( ) 눈 ( ) 호흡 ( )							
/ 수 /	kg	다리 ( ) 눈 ( ) 호흡 ( )							
/ 목 /	kg	다리 ( ) 눈 ( ) 호흡 ( )							
/ 금 /	kg	다리 ( ) 눈 ( ) 호흡 ( )							
/ 토 /	kg	다리 ( ) 눈 ( ) 호흡 ( )							
/ 일 /	kg	다리 ( ) 눈 ( ) 호흡 ( )							

메모

4주 식사일기

날짜	체중 / 혈압	운동 (O/X)	아침식단		점심식단		저녁식단		약/인슐린 특이사항
			식전	식후	식전	식후	식전	식후	
/ 월	kg /	다리 ( ) 눈 ( ) 호흡 ( )							
/ 화	kg /	다리 ( ) 눈 ( ) 호흡 ( )							
/ 수	kg /	다리 ( ) 눈 ( ) 호흡 ( )							
/ 목	kg /	다리 ( ) 눈 ( ) 호흡 ( )							
/ 금	kg /	다리 ( ) 눈 ( ) 호흡 ( )							
/ 토	kg /	다리 ( ) 눈 ( ) 호흡 ( )							
/ 일	kg /	다리 ( ) 눈 ( ) 호흡 ( )							

메모

5주 식사일기

날짜	체중 / 혈압	운동 (O/X)	아침식단		점심식단		저녁식단		약/인슐린 특이사항
			식전	식후	식전	식후	식전	식후	
/ 월	kg /	다리 ( ) 눈 ( ) 호흡 ( )							
/ 화	kg /	다리 ( ) 눈 ( ) 호흡 ( )							
/ 수	kg /	다리 ( ) 눈 ( ) 호흡 ( )							
/ 목	kg /	다리 ( ) 눈 ( ) 호흡 ( )							
/ 금	kg /	다리 ( ) 눈 ( ) 호흡 ( )							
/ 토	kg /	다리 ( ) 눈 ( ) 호흡 ( )							
/ 일	kg /	다리 ( ) 눈 ( ) 호흡 ( )							

메모

6주 식사일기

날짜	체중 / 혈압	운동 (O/X)	아침식단		점심식단		저녁식단		약/인슐린 특이사항
			식전	식후	식전	식후	식전	식후	
/ 월	kg /	다리 ( ) 눈 ( ) 호흡 ( )							
/ 화	kg /	다리 ( ) 눈 ( ) 호흡 ( )							
/ 수	kg /	다리 ( ) 눈 ( ) 호흡 ( )							
/ 목	kg /	다리 ( ) 눈 ( ) 호흡 ( )							
/ 금	kg /	다리 ( ) 눈 ( ) 호흡 ( )							
/ 토	kg /	다리 ( ) 눈 ( ) 호흡 ( )							
/ 일	kg /	다리 ( ) 눈 ( ) 호흡 ( )							

메모

7주 식사일기

날짜	체중 / 혈압	운동 (O/X)	아침식단		점심식단		저녁식단		약/인슐린 특이사항
			식전	식후	식전	식후	식전	식후	
/ 월	kg /	다리 ( ) 눈 ( ) 호흡 ( )							
/ 화	kg /	다리 ( ) 눈 ( ) 호흡 ( )							
/ 수	kg /	다리 ( ) 눈 ( ) 호흡 ( )							
/ 목	kg /	다리 ( ) 눈 ( ) 호흡 ( )							
/ 금	kg /	다리 ( ) 눈 ( ) 호흡 ( )							
/ 토	kg /	다리 ( ) 눈 ( ) 호흡 ( )							
/ 일	kg /	다리 ( ) 눈 ( ) 호흡 ( )							

메모

8주 식사일기

날짜	체중 / 혈압	운동 (O/X)	아침식단 식전	아침식단 식후	점심식단 식전	점심식단 식후	저녁식단 식전	저녁식단 식후	약/인슐린 특이사항
/ 월	kg /	다리 ( ) 눈 ( ) 호흡 ( )							
/ 화	kg /	다리 ( ) 눈 ( ) 호흡 ( )							
/ 수	kg /	다리 ( ) 눈 ( ) 호흡 ( )							
/ 목	kg /	다리 ( ) 눈 ( ) 호흡 ( )							
/ 금	kg /	다리 ( ) 눈 ( ) 호흡 ( )							
/ 토	kg /	다리 ( ) 눈 ( ) 호흡 ( )							
/ 일	kg /	다리 ( ) 눈 ( ) 호흡 ( )							

메모

9주 식사일기

날짜	체중 / 혈압	운동 (O/X)	아침식단		점심식단		저녁식단		약/인슐린 특이사항
			식전	식후	식전	식후	식전	식후	
/ 월	kg /	다리 ( ) 눈 ( ) 호흡 ( )							
/ 화	kg /	다리 ( ) 눈 ( ) 호흡 ( )							
/ 수	kg /	다리 ( ) 눈 ( ) 호흡 ( )							
/ 목	kg /	다리 ( ) 눈 ( ) 호흡 ( )							
/ 금	kg /	다리 ( ) 눈 ( ) 호흡 ( )							
/ 토	kg /	다리 ( ) 눈 ( ) 호흡 ( )							
/ 일	kg /	다리 ( ) 눈 ( ) 호흡 ( )							

메모

10주 식사일기

날짜	체중 혈압	운동 (O/X)	아침식단		점심식단		저녁식단		약/인슐린 특이사항
			식전	식후	식전	식후	식전	식후	
/ 월	kg /	다리 ( ) 눈 ( ) 호흡 ( )							
/ 화	kg /	다리 ( ) 눈 ( ) 호흡 ( )							
/ 수	kg /	다리 ( ) 눈 ( ) 호흡 ( )							
/ 목	kg /	다리 ( ) 눈 ( ) 호흡 ( )							
/ 금	kg /	다리 ( ) 눈 ( ) 호흡 ( )							
/ 토	kg /	다리 ( ) 눈 ( ) 호흡 ( )							
/ 일	kg /	다리 ( ) 눈 ( ) 호흡 ( )							

메모

11주 식사일기

날짜	체중 혈압	운동 (O/X)	아침식단		점심식단		저녁식단		약/인슐린 특이사항
			식전	식후	식전	식후	식전	식후	
/ 월	kg /	다리 ( ) 눈 ( ) 호흡 ( )							
/ 화	kg /	다리 ( ) 눈 ( ) 호흡 ( )							
/ 수	kg /	다리 ( ) 눈 ( ) 호흡 ( )							
/ 목	kg /	다리 ( ) 눈 ( ) 호흡 ( )							
/ 금	kg /	다리 ( ) 눈 ( ) 호흡 ( )							
/ 토	kg /	다리 ( ) 눈 ( ) 호흡 ( )							
/ 일	kg /	다리 ( ) 눈 ( ) 호흡 ( )							

메모

12주 식사일기

날짜	체중 혈압	운동 (O/X)	아침식단		점심식단		저녁식단		약/인슐린 특이사항
			식전	식후	식전	식후	식전	식후	
/ 월	kg /	다리 ( ) 눈 ( ) 호흡 ( )							
/ 화	kg /	다리 ( ) 눈 ( ) 호흡 ( )							
/ 수	kg /	다리 ( ) 눈 ( ) 호흡 ( )							
/ 목	kg /	다리 ( ) 눈 ( ) 호흡 ( )							
/ 금	kg /	다리 ( ) 눈 ( ) 호흡 ( )							
/ 토	kg /	다리 ( ) 눈 ( ) 호흡 ( )							
/ 일	kg /	다리 ( ) 눈 ( ) 호흡 ( )							

메모